虚损

杨圆圆◎主编

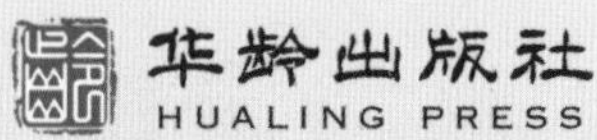

图书在版编目（CIP）数据

虚损 / 杨圆圆主编 . -- 北京 : 华龄出版社，2024.
12. -- ISBN 978-7-5169-2928-5（2025.5 重印）

Ⅰ . R255.5

中国国家版本馆 CIP 数据核字第 2024LQ9290 号

责任编辑	林欣雨	责任印制	李未圻
书　　名	虚损	作　　者	杨圆圆
出　　版 发　　行	华龄出版社 HUALING PRESS		
社　　址	北京市东城区安定门外大街甲 57 号	邮　　编	100011
发　　行	（010）58122255	传　　真	（010）84049572
承　　印	德富泰（唐山）印务有限公司		
版　　次	2024 年 12 月第 1 版	印　　次	2025年5月第3次印刷
规　　格	710mm x 1000 mm	开　　本	1/16
印　　张	10	字　　数	120千字
书　　号	ISBN 978-7-5169-2928-5		
定　　价	59.00 元		

前言

随着时代的发展，人们的生活节奏越来越快，工作、学习的压力也越来越大。加之不健康的生活习惯，导致人们常常有疲乏无力、头疼、腰酸、胸闷、睡眠差、食欲不振等症状。即使休息一段时间，也很难恢复旺盛的精力，还有的伴有一些慢性疾病，这些情况往往和虚证有关。

由于虚证表现为一系列的慢性虚弱症状，其治疗方法往往并不能像西医那样借助现代医学仪器设备检查和快速治疗，但是我们可以通过中医疗法去调治，使阴阳得以平衡、虚弱的体质得以强健，防范由此导致严重疾病，这也是中医的“治未病”的思想。

常听人说，“感觉最近身体有点虚”。然而对于到底是什么虚？阴虚、阳虚、血虚还是气虚，五脏六腑哪个部位虚，往往没有具体的认识。

找准病根才能辨证施治。气虚者主要表现为面色萎黄、神疲体倦、懒言声低、自汗、脉细；血虚损者主要表现为面色不华、唇甲淡白、头晕眼花、脉细；阴虚者主要表现为口干舌燥、五心烦热、盗汗、舌红苔少、脉细数；阳虚者主要表现为面色苍白、形寒肢冷、舌质淡胖有齿痕、脉沉细。具体到各个脏腑、阴津等，又有更细致的划分。

本书介绍了各种虚症的症状及病因病机，并介绍了食疗、中药治疗、推拿按摩等调理的方法。每个人的个体情况不同，所处环境各异，本书提及的一些古方需要在专业医师指导下辨证治疗并酌情加减，不适合普通读者在家操作。

中医文化源远流长，博大精深，希望本书能给广大读者朋友们带来一些新的启示。

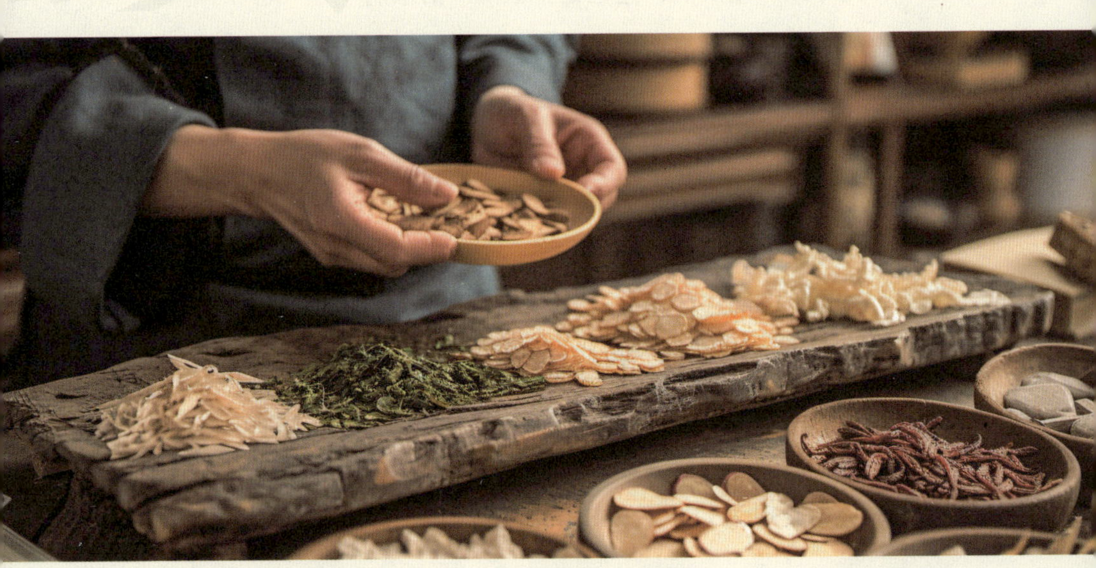

目录

壹 概述

贰 脏腑虚损的证治

叁 其他虚损证治

肆　虚损病症自我疗法的选择与应用

伍　补益药的选择与应用

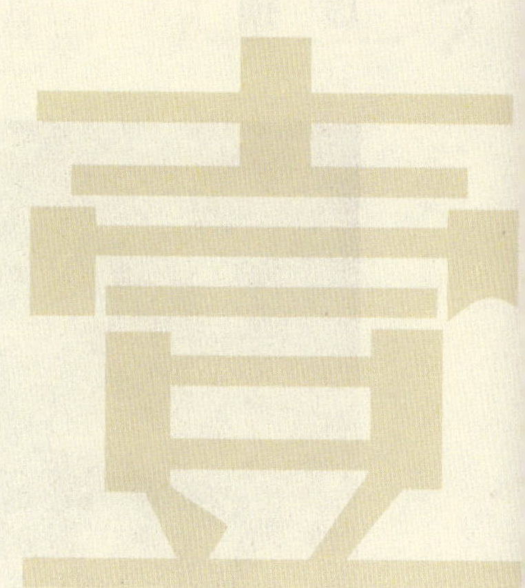

概述

XUSUN

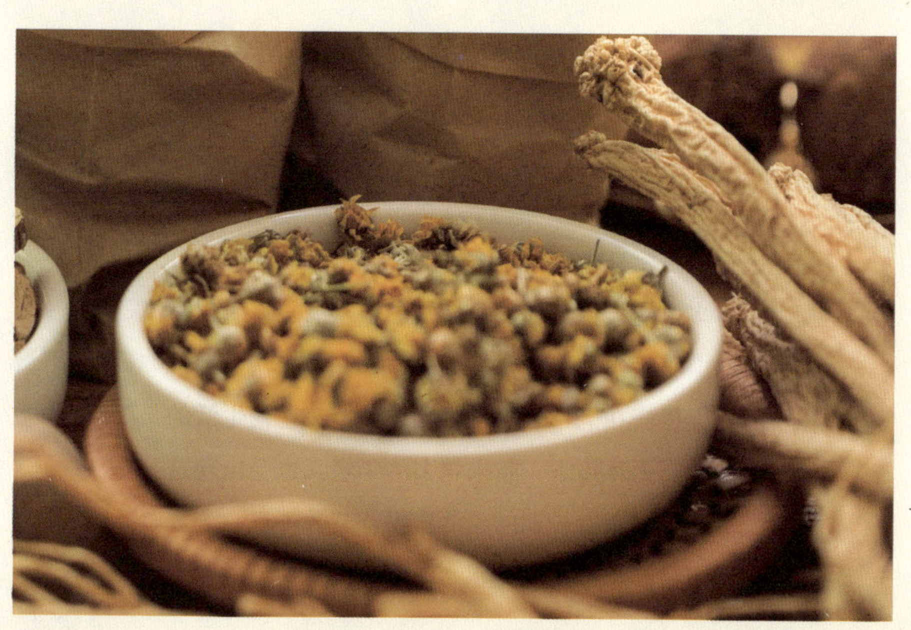

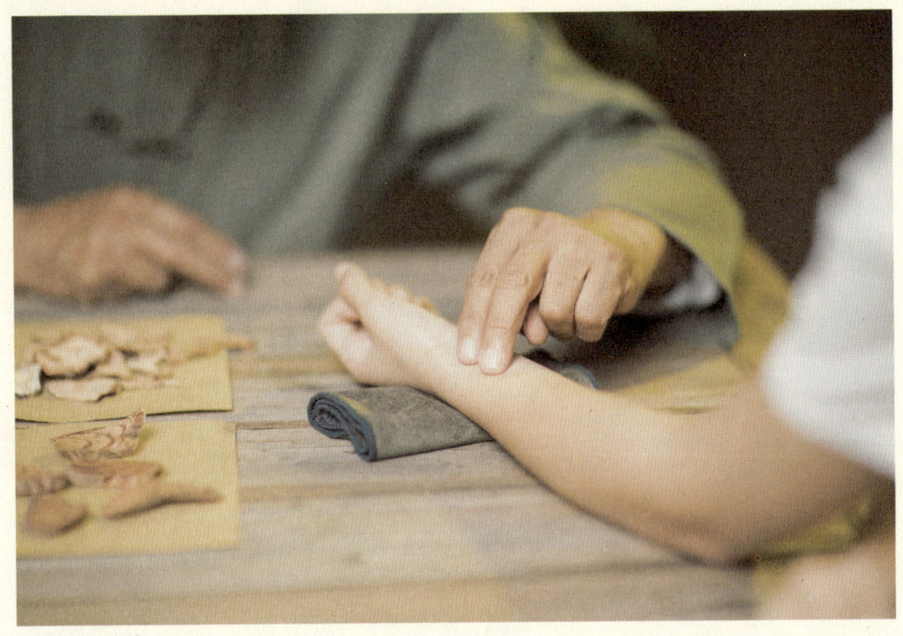

什么是虚损

虚损，主要是指气血津液亏虚，造成的脏腑功能亏损，身体多机能衰退。如果长期亏虚难以恢复，表现为多种慢性虚弱症状的总称。

虽然虚损病在老年人中较为常见，但在现代生活的快节奏和高压力环境下，越来越多的年轻人也会出现这种情况。常见原因有长期的生活压力、营养不良、不规律的生活习惯以及过度劳累等。

医籍记载 >>>

在历代的医学著作中，对于虚损问题进行了详尽的描述和论述，这些书籍中的理论阐明了虚损在中医理论中的根本机制。

东汉张仲景在《金匮要略 · 血痹[①]虚劳病脉证并治第六》中，首次提出虚劳病名，并且有专门讲述虚劳病的篇章，详细论述了其病因、病候及治疗方法。

《素问 · 通评虚实论》中指出："精气夺则虚。"意为精气血津液以及脏腑经脉之气耗损脱失，则为虚证。常见的虚症的症状有面色㿠白、乏力、怕冷等。

隋朝巢元方所著的《诸病源候论 · 虚劳候》中，比较详细地论述了虚劳的原因及各类症状，对五劳、六极、七伤的具体内容做了说明。

《黄帝内经》提出的藏象理论[②]是确定虚劳病机的理论基础。

虚损与实邪的辨证关系 >>>

《素问》中记载："邪气盛则实，精气夺则虚。"意为邪气（即风、寒、暑、湿、燥、火，易是引起外感的外邪之气）旺盛就是实证，精气衰弱就是虚证，这是一个中医中重要的虚实辨证原则。

① 痹读 bì，血痹是指血液运行不畅或瘀滞引起的病症。

② "藏象"二字，首见于《素问 · 六节藏象论》。藏指藏于体内的内脏，象指表现于外的生理、病理现象。

“邪气盛则实”，这里的“邪气”是指能够导致人体疾病的各种致病因素，如风、寒、暑、湿、燥、火等外邪，以及痰、食、瘀血等内生邪气。这些邪气侵袭体内时，身体往往会呈现出一些实证，如高热、口渴、便秘、腹胀等。这些实证通常病势较急、病程较短、症状明显，人们往往能引起重视，通过吃药等方法缓解症状。

“精气夺则虚”，这里所说的精气是指人体内的正气，包括精、气、血、津液等。当这些正气被消耗或脱失时，就会导致虚证的出现。症状表现为气短声怯、面色㿠白、自汗、乏力怕冷等。这些症状往往有病势较缓、病程较长、症状不明显的特点，因此很容易被人们所忽视。

在中医理论中，虚实辨证是治疗疾病的核心。准确判断疾病是虚还是实，是制定有效治疗方案的关键。对于实证，中医常使用清热、解毒、攻邪等方法治疗；而对于虚证，则采用补益、扶正等方法。

从临床角度来看，任何一种病症可能表现为虚证或实证，也可能是虚实兼有的情况。举例来说，比如腹痛这种症状，既可能由于内脏器官的实质性问题引起（实证），也可能是因为身体的虚弱状态导致的（虚证）。而有些情况下，身体本身存在虚弱，同时又受到外邪侵袭，这时候就表现为虚实兼有的病理特征。

许多慢性病常常呈现虚实夹杂的症状，即因为身体内部的虚弱导致了各种实质性疾病的产生。比如说，阴虚可能导致热毒的产生，而阳虚则可能导致体内寒气、水液的积聚，而气虚则可能伴随着血液的瘀积等现象。

虚损与现代医学 >>>

根据国家卫生服务调查结果显示，我国慢性病患病率呈现逐年升高的趋势。多种慢性虚弱性疾病均属虚损病范畴，如慢性消耗性疾病、造血功能障碍、代谢紊乱、营养不良、内分泌失调、免疫功能低下以及各器官功能衰退等。这些疾病往往导致身体的虚弱状态，有时还可能出现虚性亢奋的情况。

在中医学看来，久病必虚，虚极则致损。体质虚弱会使人体抵抗力下降，容易受到外邪侵袭，进而导致疾病的发生。

比如说，甲状腺功能减退症在中医理论中可以归纳为一种气血两虚、体质虚弱所导致的虚证。患者常见的症状如乏力、气短、汗少、面色㿠白、月经不调等，都反映了身体内部气血运行不畅的状态。这种病症的治疗原则以补益气血为主。

肺气虚在中医理论中常表现为气短、声音低微、易感风寒等症状，反映了肺部气机运行不畅的状态。慢性支气管炎和支气管哮喘在现代医学中属于呼吸系统的慢性疾病，主要症状包括咳嗽、气促、胸闷等，与肺气虚的某些症状有一定的相似性。

另外，如果身体内部存在瘀血滞留的情况，就会阻碍新血的生成和运行，进而影响到身体的健康。寒邪长期滞留在体内，会损伤体内的阳气，使人体处于虚寒的状态。而这些疾病同时易导致或加重身体的虚损程度。慢性病的形成往往与体质的虚损密切相关，由此形成恶性循环。

因此，中医在治疗慢性病时，除了针对病因病机进行具体治疗外，还会注重调整和改善患者的体质。包括通过中药调理、饮食调节、针灸推拿等方法，以增强体内的正气（相当于抵抗力），从而减缓病情的进展，直至达到康复的目的。根据不同的体质及病因，及时地进行治疗和调理可以帮助减少虚损对身体的影响，促进健康恢复和疾病的控制。

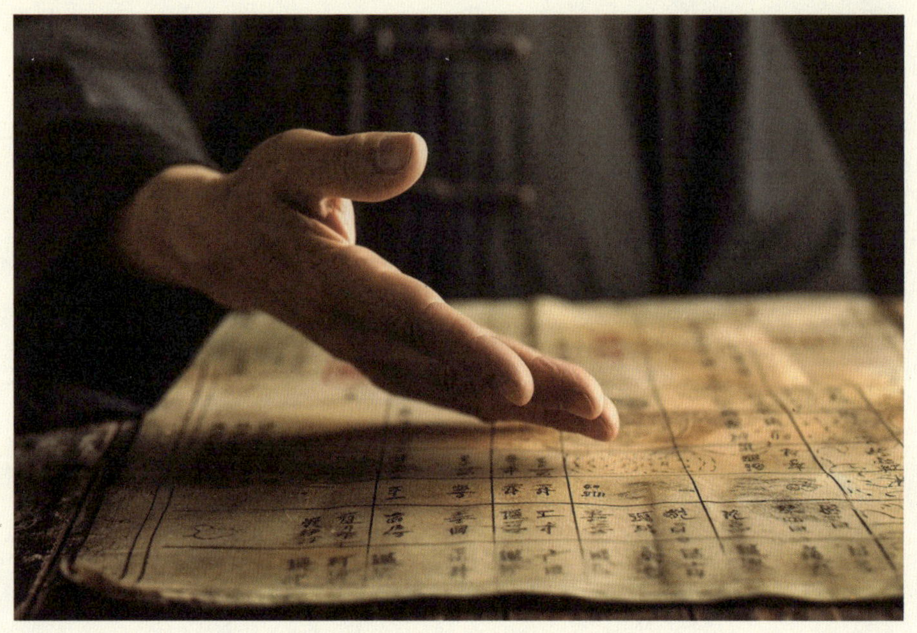

虚损的病因

根据中医学理论，虚损的病机主要由精气耗损所致。具体到每个个体，虚损病的病因各有不同：有些是因为先天因素，有些是由后天因素引起，例如疾病、过度劳累、饮食失节、情志不畅等，还有一些病因则是两者共同作用所致。另外，随着年龄的增长，人身体各项机能会有所下降，也是虚损的病因之一。

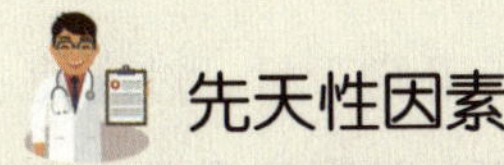

先天性因素

部分患者患虚损病与先天性因素有很大关系。例如，父母在孕育时，精子或卵细胞质量不佳，导致受精卵的先天禀赋不足。即使顺利分娩，这些婴儿也可能体弱多病。

另一种情况是，精子和卵细胞质量良好，但母体在孕育期间经常患病、营养不良、劳累过度、吸烟、喝酒，以及滥用药物等，也会对胎儿的健康发育造成不利影响，导致婴儿在出生后先天禀赋不足。

此外，虽然人的体质与父母遗传的因素有一定关系，但也可通过后天因素改变。例如，父亲或母亲为阴虚体质，孩子阴虚体质的概率较大。

先天禀赋不足的人体质较为虚弱，在日常生活中较容易患病，因此需要及时调理，例如，增加营养并根据个体体虚情况进行适当的药物调理。此外，坚持适当的锻炼也是必要的。

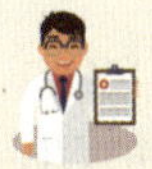

劳逸过度

中医学以为，劳则气耗精亏，逸则气滞血瘀。过于劳累会导致精气耗损，而过度休息则可能导致气机壅滞，两者都有可能单独或混合地引发虚损。

《诸病源候论·虚劳病诸候》中对五劳、六极、七伤的具体内容做了说明。五劳指心劳、肝劳、肺劳、脾劳、肾劳；六极指气极、血极、筋极、骨极、肌极、精极；七伤指大饱伤脾，大怒伤肝，强力重举、久坐湿地伤肾，形寒、寒饮伤肺，忧愁思虑伤心，风雨寒暑伤形，恐惧不节伤志。

在《素问·宣明五气篇》中提到了五劳伤五脏的具体表现，即“久视伤血，久卧伤气，久坐伤肉，久立伤骨，久行伤筋，是谓五劳所伤”。

久视伤血：长时间使用眼睛，如阅读、观看屏幕等，不仅会使眼睛感到疲劳，而且会导致人体“血”的损伤。因肝主藏血，开窍于目。过度使用眼睛可能会导致肝脏血液不足，影响血液供应，从而导致眼睛干燥、视力模糊、夜盲等血虚的症状。

久卧伤气：人如果长期卧床缺乏运动会导致体内气血运行不畅，伤及肺气。肺气的耗损会使身体逐渐消瘦，面色无华，出现咳嗽、胸闷、背痛，甚至咳血等症状。

久坐伤肉：脾主肌肉，伤肉即是伤脾。人若老是坐着不动，肠胃蠕动就会减少，从而导致脾胃的消化、运转气血的能力下降。

久立伤骨：久站容易损伤肾气，因为肾主骨生髓。肾气不足可能导致骨骼受损，而骨髓正是肾精的一部分，肾精充足则能滋养骨髓，使骨骼保持强健。因此，肾脏的功能可以影响骨骼的生长和发育。久站后容易伤害肾脏，使其无法有效养护骨骼，因而可能出现久站伤骨的情况。

久行伤筋：人在行走的时候，筋是发力、伸缩的关键点，而在五脏之中，肝主筋，筋的运动消耗的是肝的精气，所以一旦行走太过，则不仅伤筋，还易伤肝气。

中医学强调任何事情都不宜过度，进行视、卧、坐、站、行等活动，需要适时穿插进行，避免长时间保持固定的状态，这对我们现代生活有重要的指导意义。比如在电脑前工作 1 小时左右，可以暂时离开，起身去给自己倒杯水，或者走到窗边进行适当远眺，都有助于改善血液循环；对于坚持跑步的人来说，每周休息 1~2 天，有助于肌肉的修复和重建，避免受伤，提高跑步效率。

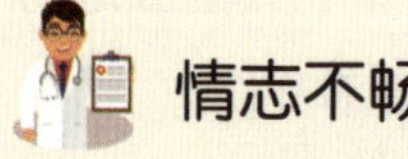

情志不畅

喜、怒、忧、思、恐对应的人体器官分别是心、肝、脾、肺、肾，因此有“喜伤心、怒伤肝、思伤脾、忧伤肺、恐伤肾”。

情绪过度激动、长期忧虑、过度悲伤或愤怒等，这些情绪状态会影响五脏功能的平衡和气血运行的顺畅。

过度的喜悦或过度悲伤会损伤心气，影响心脏的调节功能，可能引发心悸、失眠等问题；一个人如果经常为日常生活的事情产生怨气、怒气，会导致肝气郁结，影响体内气血运行。还有的人一生气就会出现两胁闷堵、郁结不适的症状，这是由于肝气逆行所导致。长期的过度思虑、忧虑会损伤脾气，导致脾失健运，影响消化和营养吸收，可能表现为食欲不振、疲劳等。过度地悲伤、忧愁会损伤肺气，导致肺气不畅，影响呼吸和气息运行，可能出现呼吸困难、咳嗽等症状。长时间受到精神上的刺激以及惊吓会损伤肾气，影响肾的功能，包括生理功能和精神状态的稳定，可能表现为腰膝酸软、神疲乏力，男性还可能会出现阳痿等症状。

如今，人的很多疾病都与不良情绪有关，俗称“情绪病”。焦虑、压抑、愤怒、沮丧等情绪波动，都会带来身体上的微妙变化。坏情绪会伤及人的脏腑及功能，为了避免不良情绪给身体和精神造成严重的影响，我们应该学会随时调适心情，保持情绪乐观、稳定，畅情志，少忧烦。

饮食不节

饮食是气血化生的基础，是维系生命活动的能量来源。适当则有益，不当则有害。

根据中医五脏理论，脾胃承担着消化吸收和运化营养的重要功能。进食过多、过少或饮食不均衡都会导致脾胃失调，引发虚损。

如果经常过饱、过饥或大量进食刺激性食物，都会导致脾胃的阳气损伤，使脾胃运化水湿的能力下降，从而引发水湿滞留在体内的情况。水湿停滞不畅，会影响到脏腑经络的正常濡养和运行，进而导致虚损的形成，症状表现为全身乏力、容易疲劳、精神不振等。长期节食或挑食，也会使身体缺乏足够营养支持，导致气血亏损，进而引发虚损病证。

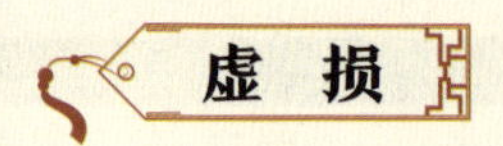

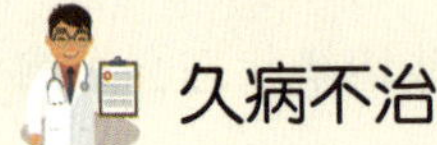

久病不治

基础性疾病如糖尿病、高血压、低血压等，如果患者不能及时进行治疗或调整生活及饮食习惯来控制病情，可能会影响体内的阴阳平衡。具体表现为阴阳气血失调、虚实夹杂、气机紊乱等病理变化，进而加重体质的虚弱，甚至导致虚损状态。

当疾病迁延不愈，身体各个器官和脏腑长期受到损伤，会使正气无法恢复，导致身体虚弱。例如，大病后因长期应激反应和能量消耗，会影响气血和阴精的恢复与平衡。而某些热性疾病，如感染、炎症、恶性肿瘤等，则会耗伤体内的阴精，导致身体失去平衡状态。

针对慢性疾病，如慢性胃炎、高血压、糖尿病、高脂血症、慢性支气管炎等，积极进行身体检查及必要的药物治疗有助于缓解症状，控制疾病发展，防止脏腑气血损伤并避免虚损的发生。

人体自衰因素

《黄帝内经》中说：“年四十而阴气自半也，起居衰矣。”意思是人在到了四十岁左右的时候，肾中阴精已经衰减一半了，人也就开始衰老。这里的“阴气”指的是肾气，随着年龄增长，人体内精、气、血等重要物质逐渐减少或失衡，而且组织和器官会出现功能退化的现象，这属于自然衰老的正常情况。

然而，衰老的速度和程度受多种因素影响，除了个体的基础体质外，不良生活习惯如抽烟、饮酒、熬夜以及缺乏运动也可能加速这一过程。这些习惯会导致自由基在体内堆积，加剧细胞的氧化和损耗，从而破坏正常细胞结构，加速身体衰老的发生。

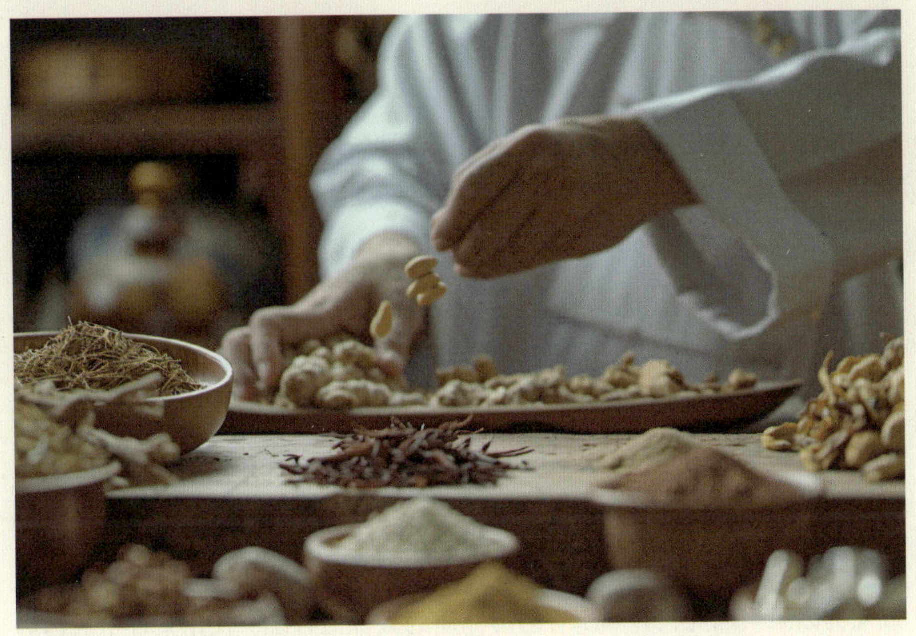

虚损临床证型的分类

《肘后备急方》记载，虚证有气虚、血虚、阳虚、阴虚之分。其中阴虚和阳虚是虚证的最根本的两个大的分型，阴和阳是人体最主要的构成部分，阳是人体非实质性的事物，如功能状态、气等；阴是人的物质基础，包括精、血等。所谓阳虚指功能不足，阴虚即指精血、津液等不足。

当体内的阴气或者阳气出现不足的情况，就属于阴虚和阳虚，根据虚弱部位的不同，症状也不相同。每种类型具有其特定的症状和治疗方法，治疗方法需要根据人体质具体情况来定。

阴　虚 >>>

人体内主静、主润的物质基础，我们称之为“阴液”，阴虚就是体内“阴液”不足，不能滋润、制阳，引起的一系列病理变化及证候。

阴阳具有寒热属性，《素问·调经论》中说：“阴虚则内热。”阴虚使人产生虚热。因此，体质偏于阴虚者通常很怕热，可能有手心、足心及内热，喜欢喝冷饮，大便干燥，舌红少津，脉细数，感邪易从热化等症状。阴虚患者通常表现为性情急躁，外向好动的性格特征。

阴虚根据虚弱部位不同，可分为肾阴虚、心阴虚、肺阴亏虚、肝阴不足、胃阴亏虚。

阴虚可与气虚、血虚、瘀血、阳虚、阳亢、精亏等证候同时长期存在或互为因果。因此，并非所有阴虚体质的人都适合统一使用某种中成药进行调理，而是需要根据个体具体症状，有针对性地进行调理。

表 1–1　阴虚不同部位症状及中药方剂

虚弱位置	可出现的症状	常用中药方剂
肾阴虚	手足心热、自汗盗汗、腰膝酸软、足跟疼痛、舌红少苔、脉细数等	六味地黄丸、知柏地黄丸
心阴虚	失眠、心慌心悸等	天王补心丹
肺阴亏虚	咳嗽、咯血、声音嘶哑等	百合固金汤
肝阴不足	两胁胀痛、食欲不振等	一贯煎
胃阴亏虚	食欲减退、饥不欲食、胃中嘈杂等	沙参麦冬汤

阳 虚 >>>

阳气是一身之气中具有温热、兴奋特性的部分，是人体内的极细微物质和能量。阳气是活力强的精微物质，能激发和促进人体的生长发育，以及各脏腑、经络等组织器官的生理功能，能推动血液生成、运行，以及津液生成、输布、排泄。

身体的阳气主要来源于先天肾之精气和后天脾对水谷精微的运化产生的营养物质。当体内阳气不足时，人体脏腑功能减退，温煦、推动的能力下降，容易出现虚寒的表现。阳虚时，人会表现为代谢能力下降，精神萎靡，畏寒、惧冷，大便较稀，易感冒，性功能障碍等。

较为常见的阳虚有肾阳虚、脾阳虚、心阳虚。

表 1-2 阳虚不同部位症状及中药方剂

阳虚种类	可出现的症状	常用中药方剂
肾阳虚	腰酸背痛、畏寒肢冷、阳痿早泄、阴囊潮湿等症状，女性还会出现痛经、白带异常等	金匮肾气丸、右归丸
脾阳虚	腹泻、食欲不振、消化不良、大便不成形等	附子理中丸
心阳虚	心悸、胸闷、气短、面色苍白、形寒肢冷、失眠等，严重者会出现心阳虚脱，可见大汗淋漓、四肢厥冷、口唇青紫、呼吸微弱，甚则神昏、脉微细欲绝等	桂枝甘草汤

气 虚 >>>

中医学所说的气，一方面是指充养人体的精微物质，也是人体生命活动的动力；另一方面指脏腑的生理功能，如肺气、肝气、肾气等。正如

《难经·八难》中所说："气者，人之根本也，根绝则精液枯矣。"气对人体来说非常重要。

气虚指的是气不足的情况。这种不足可能是由于先天禀赋不足，再加上后天生活或劳累过度而耗损。中医认为，"劳则气耗"。这里的"劳"包括体力劳动、脑力劳动、房劳等，也包括长期患病、年老体弱或肺、脾、肾等所导致的脏器功能减退的情况，这些都可能导致气血生成不足，从而表现出气虚的症状。

气虚可分为不同类型，如心气虚、肺气虚、脾气虚、肾气虚、肝气虚。根据气虚侧重点不同，采用的治疗方法也不同。

表 1–3 气虚不同部位症状及常用中草药

气虚种类	可出现的症状	常用中草药
心气虚	心慌劳则加重、精神恍惚、语无伦次、悲伤欲哭、头晕健忘、失眠多梦等	炙甘草、人参、黄芪、党参等
肺气虚	咳喘有痰、胸闷气短、声音低怯、容易出汗、易感冒等	山药、太子参、西洋参、党参、黄芪、人参、冬虫夏草、刺五加、甘草等
脾气虚	食欲减退、脘腹不适、大便稀薄、四肢酸懒等	人参、黄芪、党参、白术、茯苓等
肾气虚	腰膝酸软、月经稀少、小便淋漓、呼多吸少等	人参、黄芪、附子、地黄、山药、山茱萸等
肝气虚	肝气不足的人容易两肋不适、身体不舒展、四肢发冷、腹痛、视物不清等	柴胡、香附、川楝子、菊花、白芍等

血 虚 >>>

血虚是指由于血液不足或养血功能下降而引起的内脏生理功能失调的症状，由于脾胃主运化水谷精微，脾胃受损的人较容易引起血虚。此外，失血过多、营养不良、疫毒伤损、久病慢性消耗等原因都会导致血虚。

血虚比较容易从面相上看出来，因为人在血虚时通常肤色晦暗且干燥，眼睑、唇、舌的颜色都淡白少血色，并且还有头晕眼花，心悸多梦，手足发麻、健忘等症状。女性如果血虚，会有月经量少、色淡、后期或经闭的症状。

血虚通常有心血虚、肝血虚的证候，需要辨证施治。

表 1–4　血虚的类型、主要症状及常用中草药

血虚种类	主要症状	常用中药
心血虚	心慌气短、心神不安、失眠多梦、头晕健忘、面色苍白、舌质淡、脉细弱等	阿胶、熟地、当归等
肝血虚	头昏眼花、指甲以及面色苍白、肢体麻木无力、关节活动不灵活、手脚出现震颤、肌肉震动、女性月经量减少、经血颜色比较淡、舌淡红、脉弱等	当归、熟地、白芍、枸杞子、菟丝子、灵芝等

中医认为人体的健康与脏腑功能的协调平衡密切相关，因此虚损可以表现为不同的类型：

局部脏腑虚损证型：某些人可能只在某个特定的脏腑（如肾、肝、脾等）上出现虚损，这可能与个体的生活习惯、遗传因素或疾病史有关。

虚损脏腑相兼证型：同时出现两个脏腑的虚损，这种情况可能需要综合分析病史和临床表现，进行针对性的调理。

整体性虚损证型：有些人可能表现为全身性的虚损证型，涉及多个脏腑系统，例如同时存在三种以上的脏腑虚损症，或者涉及津液、气血、阴阳等多方面的虚损。

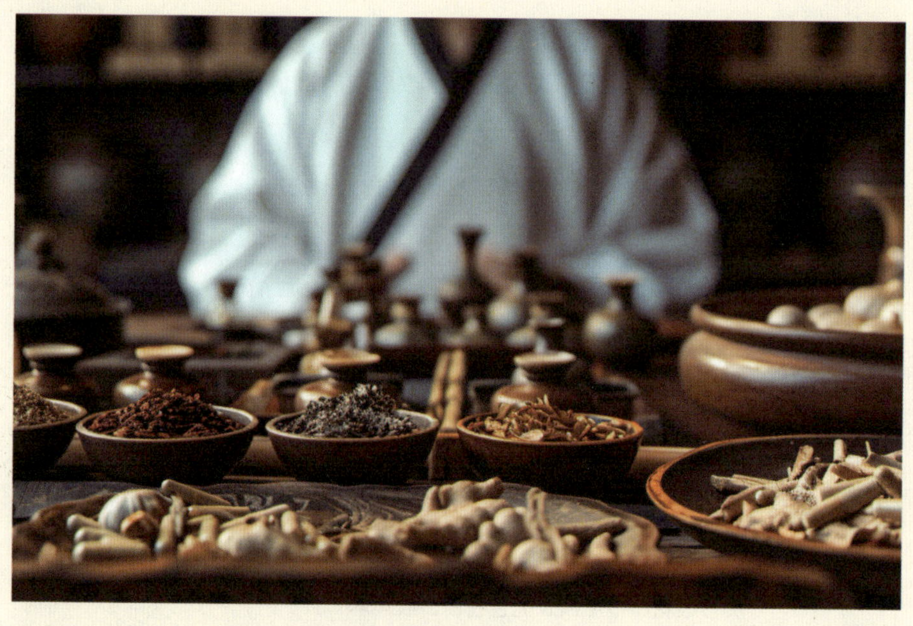

虚损防治概要

虚损会导致身体疲劳乏力、精神不振、焦虑或情绪低落等，对日常生活和工作产生严重影响。同时，虚损病会导致人体元气亏损，影响人的五脏六腑功能，易引发多种疾病。例如，肺脏方面的疾病，如肺痿、肺胀、咳喘和哮病等。可临床表现、舌象、脉象等方面的信息来诊断。

虚损可以通过饮食调理、中药调理、运动疗法、生活方式调整等方法进行调理。

劳逸适度，培育正气 >>>

《黄帝内经》中说："正气存内，邪不可干。"意思是说人体如果正气旺盛，外邪（各种妨害健康的致病因素）就难以入侵，也就不易发生疾病。这里所讲的"正气"是人对外界环境的适应能力、抗病能力、康复能力，相当于我们如今所说的免疫力。

我们常听说，吃某种食物或药物可以提高身体免疫力，这是不科学的。正气是一种阴阳平衡、气血通畅的状态。每个人正气的盛衰不同，如何提升自己的正气呢？一方面需要培育正气，另一方面需要避免损伤体内的正气。

劳逸结合是维持健康的必要条件，进行适度的运动，有利于体内气血的流通，增强脏腑功能；适当地进行休息，有利于缓解精神和身体紧张、消除疲劳，恢复脑力和体力。

科学研究表明，规律地进行有氧运动有助于提高心肺功能和免疫力，并对改善虚损状态有益处。对于有虚损症状的人，可以根据自身情况适当增加一些有氧运动，比如快走、慢走、练习气功等，能够增加自身的免疫能力，也可以加快体内的积液排出。气功养生是通过特定的呼吸练习和意念活动来增强体质、调养身心，对提高免疫力、缓解压力有积极作用。

健康的生活方式，包括营养均衡的饮食、规律的作息时间等，有助于改善身体的整体状态，增强抵抗力。合理安排工作和休息时间，避免长时间连续工作或学习，应适时进行短暂的休息，有助于恢复身体疲劳，避免过度消耗体力和精力。

科学进补，辨证施治 >>>

虚损的治疗以补益为基本原则。但是这并不是说只要感到身体虚，就盲目地进食各种滋补品。中医有一种说法叫作“虚不受补”，这意味着当一个人身体非常虚弱时，不能盲目地摄入大量的补益食物或稀有的药物，尤其是那些滋补性强的物品，因为过度的补益可能会适得其反，对健康产生不良影响。

每个人的体质不同，虚损调理方向与治疗的方法也不相同。体质与先天遗传及后天的营养、环境等因素相关，常见的虚损体质有气虚体质、阳虚体质、阴虚体质、血虚体质、气血两虚体质等。在调理及治疗虚损之前，需要根据个人体质不同，采取不同的补益方法，如气虚体质采取益气法、血虚体质采取养血法、阴虚体质采取滋阴法等。同时，还需结合病情的五脏病位特点，选择合适的药物和治疗方案，以增强治疗的针对性和有效性。

治疗虚损的方法 >>>

治疗虚损病可以根据具体症候进行针对性的调理和治疗。以下是一些中医常用的治疗方法：

中药调理：中药常用于补益气血、调和脏腑功能。常见的中药如人参、黄芪、党参、当归等被广泛用于补气、补血，而茯苓、白术等则常用于调理脾胃功能。多种中草药进行配伍组成中药方剂，详细了解患者的致病因素，分析脏腑功能失调的症状，判定病症的发病部位来辨证论治。

推拿按摩：推拿与按摩是通过特定的手法来刺激身体的穴位，调整气血运行，增强脏腑功能。常用的穴位如气海、三阴交、足三里等穴，选择的穴位和手法会根据患者的具体症状和体质而定。

饮食调养：通过调整饮食结构和食用具有滋补作用的食物来增强体质。例如，血虚的人可以适量多食用补血的食物如红枣、桂圆、花生、猪肝等，气虚的人可以适当多食用补气的食物如小米、山药、黄牛肉等。

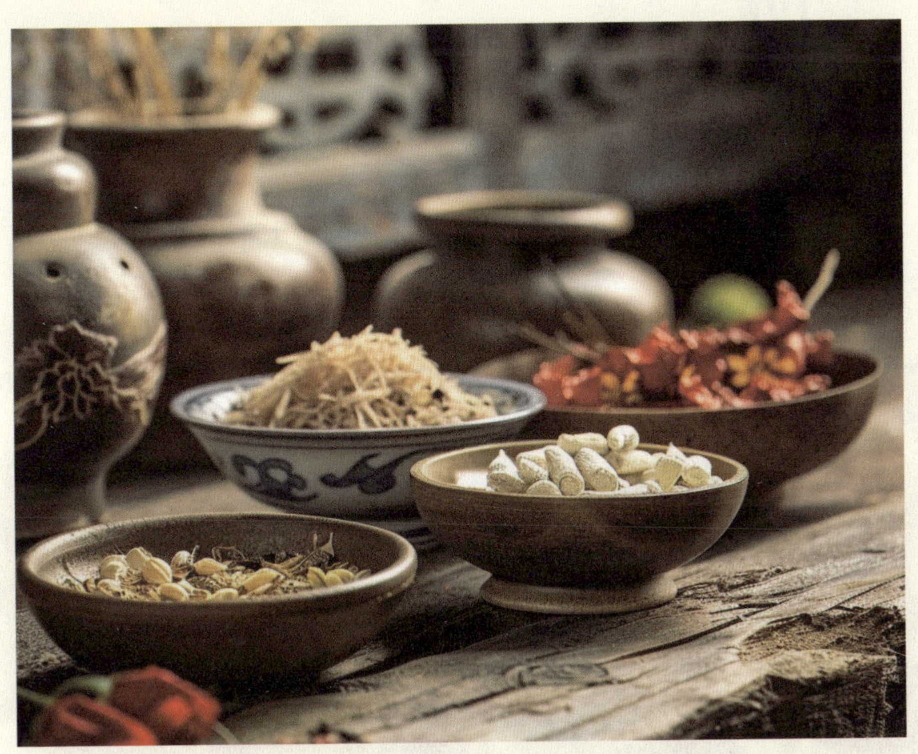

贰

脏腑虚损的证治

XUSUN

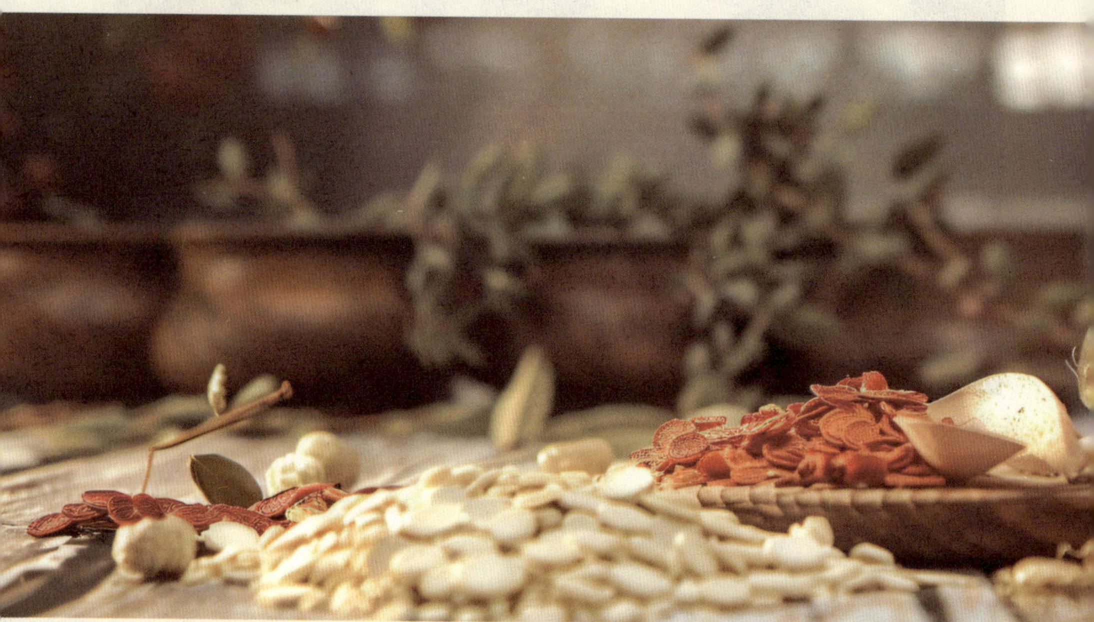

不同于西医解剖学中的脏腑概念，中医的五脏和六腑不仅涉及生理结构，还包括其功能、和病理变化等。五脏有心、肝、脾、肺和肾，六腑则包括胆、小肠、胃、大肠、膀胱和三焦，这些脏腑主宰着人的生命活动。

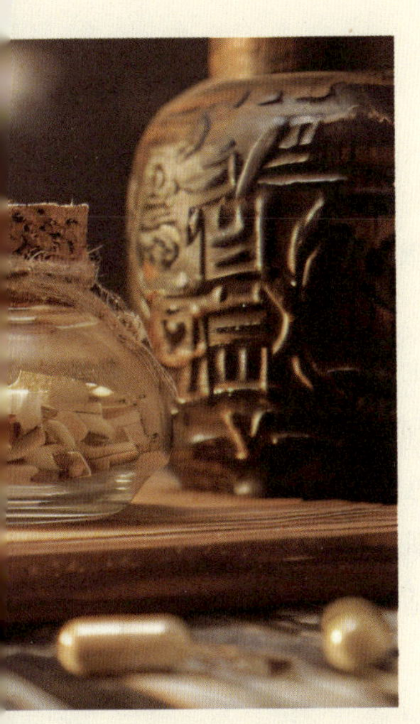

脏腑的虚损是指特定脏腑功能或形质的不足，通常表现在早期阶段或持续未转变的状态。例如，主要表现为脏腑形质受损的有心阴虚、胃津虚、肾阴虚和肝血虚等；而主要影响脏腑功能的则包括心气虚、心阳虚、脾气虚、胃气虚和肾阳虚等。此外，脏腑之间的气血及阴阳相互影响，可能导致更复杂的状况，如心脏的阴气和阳气同时虚弱、肺脏的津液和气两方面不足、肾脏的阴阳俱虚等，这些都是局限于特定脏腑的虚损表现。

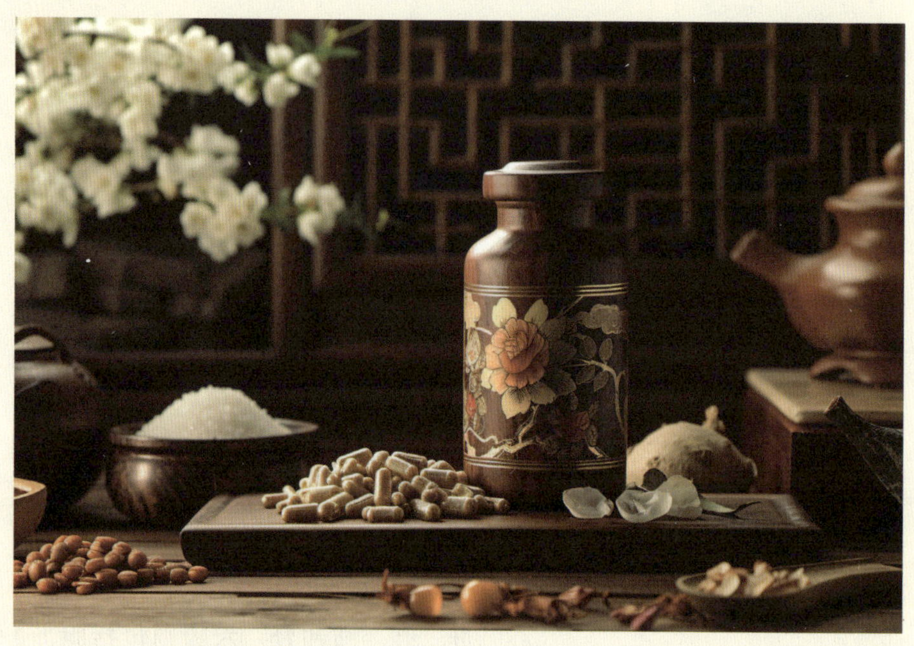

心脏虚损证治

心脏虚损可分为心血虚、心阴虚、心气虚和心阳虚等证型，各自具有不同的特点和调理方法。

心脏通过血脉与体表相连，其中舌质和面色是与心脏关系最为密切且易于诊察的部位。心脏虚损常见症状包括心悸、怔忡、胸闷、气短、乏力、面色㿠白、心烦、失眠、多梦和健忘等，辨证要点在于心脏及全身机能活动的衰弱。调理时需根据具体症状选择适合的药物和食补方法，并保持良好的生活习惯。

心脏虚损的常见证型及治疗 >>>

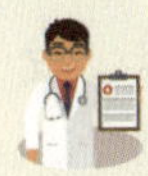

心脏的功能

心是五脏六腑中最主要的部分，是指挥中心。中医讲“心为君主之官”，意思就是心在五脏六腑中处于君主地位，它是统帅，是主宰。

心主血脉，指的是心气推动和调控血液在脉道中的循环，滋养全身各部位。血的正常运行依赖于心气的充沛、心血的充盈、脉道的通利。心还具有生血作用，将人体摄入的水谷精微经过脾胃的消化转化为血液，需要依靠心火（即心阳）的“化赤”作用。因此，当心脏气血旺盛，阳气充足时，人的血液循环良好，面色红润。反之，当心脏虚损时，人的面部往往会比较晦暗，舌头的颜色也不红润。

此外，心藏神，是指心主宰人的精神、意识、思维等心理活动，心的生理功能正常则神志清晰、思维敏捷、精力充沛。

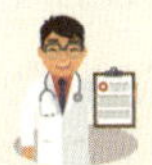

心血虚

心神需要心血来濡养，心血不足，心神则会不定。心血虚指的是心脏所需的营养血液不足，或者心脏血液的养分和供给不足而导致的病理状态。

心血虚多见于思虑太过、久病体弱、脾运不健或大量失血的人。对于精神内耗引发的心血虚，可以用归脾汤来调补，该方由人参、当归、木香、黄芪、白术、远志、桂圆肉、酸枣仁等药组成，该方中人参、白术和黄芪组合，可以大补元气；木香有疏通气机，调理气郁的作用；当归和桂圆肉有助于补心血。心血不足不仅要补血，还需要气的推动，才能运行起来，很好地改善身体的虚证。

【表　　现】轻症的心血虚常表现为体力或精神状态不佳，稍运动或干体力活就感到心慌、气短。较为严重的心血虚症状则表现为面色苍白、四肢乏力、精神倦怠、心悸、心神不宁、失眠、健忘等。舌质淡白，脉象细数①。

【主　　治】以养血宁心，益气扶脾。

【食　　补】猪心、大枣、桂圆、山药、核桃、红豆、黑芝麻。

【药　　补】当归、酸枣仁、阿胶、桂圆肉、柏子仁、五味子、大枣、人参、白术等。

【常用方药】归脾丸、朱砂安神丸、四物汤加味等。

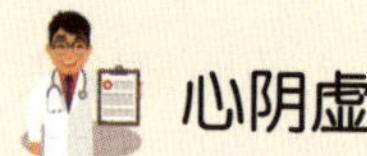

心阴虚

心阴虚是指心脏阴液不足，心失所养，虚热内扰的一种虚热证候，多由于思虑劳神太过暗耗心阴津液，或由于火邪内炽，久而伤及阴液所致。心阴虚损除了有常见的心血虚症状以外，还会有唇面红赤，盗汗、心悸、口舌生疮等症状。可以通过按摩神门穴、太溪穴、阴陵泉穴、内关穴等穴位进行调理，来辅助缓解心阴虚的症状。

【表　　现】五心烦热②，唇面红赤，盗汗、心悸、口舌生疮、小便黄热短少等。

【主　　治】滋阴清热，宁心安神。

【食　　补】桑椹、莲子、枸杞子、百合、阿胶、蜂蜜、大枣、银耳、红豆、冬瓜等。

【药　　补】百合、玉竹、旱莲草、天冬、何首乌、女贞子、枸杞子、栀子等。

---

① 脉象细数指的是脉搏变窄、脉细如线、速度增快，常见于气血两虚的人。

② 五心烦热指的是“五心”包括两手心、两脚心以及心脏。

【常用方药】归脾汤、四物汤加味等。

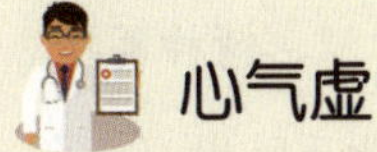

心气虚

心气虚指心气不足、功能减退，引起的运血无力、心律失常，以及心悸气短、神疲乏力、自汗、舌淡、脉虚等为常见症的证候。严重时，可能会导致功能障碍、器质性疾病等后果。如果心脏长时间失去滋养，可能会导致心脏器质性疾病，例如冠心病、心肌病、心律失常、风湿病等。心气虚多因先天禀赋不足，年老体衰，久病或者是劳心过度而引起。

【表　现】胸闷、气短、心悸、面色淡白无华、身体乏力、少气懒言、脱发、肥胖、月经不调等，部分患者可能会出现心悸、心律失常、胸痛、心绞痛等症状。舌质淡而胖大，边尖多见齿痕，脉象虚软无力。

【主　治】补心气、养心血、安心神。

【食　补】桂圆肉、花生、大枣等。

【药　补】人参、黄芪、党参、太子参、丹参、麦冬、当归、合欢花、甘草、酸枣仁、柏子仁等。

【常用方药】补中益气丸、柏子养心丸、天王补心丹等。

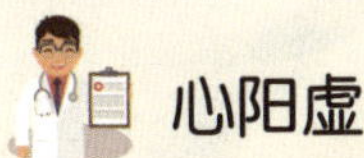

心阳虚

心阳虚通常指心中阳气不足，温煦、推动、兴奋等作用减退，从而引起虚寒内生的一种病理变化。心阳不足多由心气不足病情发展严重而来，另外，先天禀赋不足、生活环境湿寒或体内湿痰阻滞或长期情绪不稳定、思虑过度、精神紧张等因素也会导致心阳虚。

阳虚时，气血失于温养，导致行血无力、心脏搏动无力等，可出现神情倦怠、心悸胸闷、气短等特征。一般心阳虚都是虚证，如果进一步发展，会出现大汗淋漓、四肢厥冷无力等症状，即心阳暴脱[①]（类似于心梗或心衰的症状）。所以心阳虚是心阳暴脱的前期，需要引起重视。

【表　　现】畏寒喜暖、面色苍白、心胸憋闷、心胸刺痛、脉涩、精神萎靡、反应迟钝、懒言低语、迷蒙多睡等症状。舌质紫暗而胖嫩，脉弱。

【主　　治】益气温阳、温补肾阳、温中健脾。

【食　　补】羊肉、猪心、大枣、桂圆、肉桂等。

【药　　补】人参、黄芪、肉桂、甘草、生姜、薤（xiè）白等。

【常用方药】参附汤、扶阳补心汤、桂枝甘草汤、柏子养心丸、心宝丸、参松养心胶囊等。

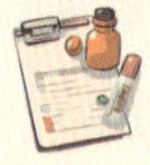

实用药膳方

黄芪牛肉汤 >>>>>>

【材料准备】黄芪 9 克，牛肉 450 克，盐 6 克，葱段 2 克，香芹 30 克，枸杞子 5 克。

【制作方法】① 牛肉洗净，切块，焯水；香芹洗净，切段；黄芪和枸杞子用温水洗净，备用。

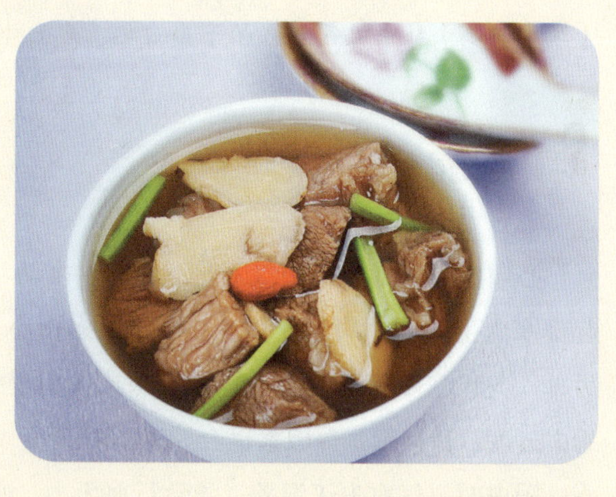

② 锅置火上，倒入清水，下入牛肉块、黄芪、枸杞子煲至熟。撒入葱段、香芹，再用盐调味即可食用。

① 心阳暴脱是指心阳衰竭，阳气剧烈外泄所表现出的一种亡阳病理。

【功　　效】补血益气、养血安神，适量饮用可缓解心神不定、失眠多梦症状。

红枣桂圆莲子粥>>>>>>

【材料准备】莲子20克、桂圆肉10克、红枣10克、糯米60克、冰糖适量。

【制作方法】① 莲子洗净，去心；桂圆肉洗净；红枣洗净，去核；糯米淘洗干净，备用。

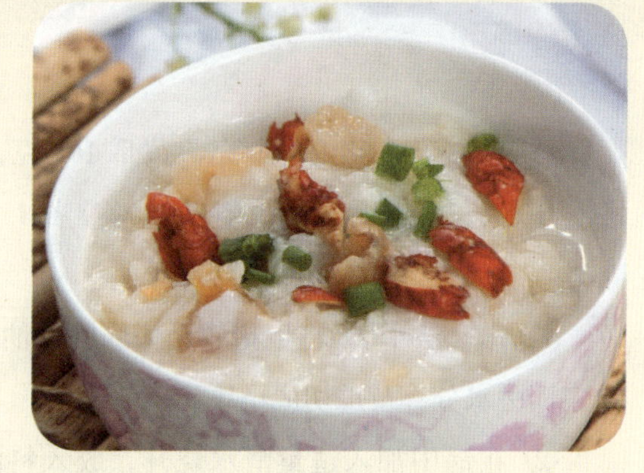

② 锅内放入莲子、桂圆肉、红枣、糯米和适量清水，先以大火烧沸，再改用小火煮30分钟。

③ 加入冰糖，待溶化后拌匀即可。

【功　　效】本品具有养血益心、宁神定志的功效，对于心血亏虚有补益作用。可改善因思虑过度所致的失眠、心悸、健忘等症状。

百合玉竹粥>>>>>>

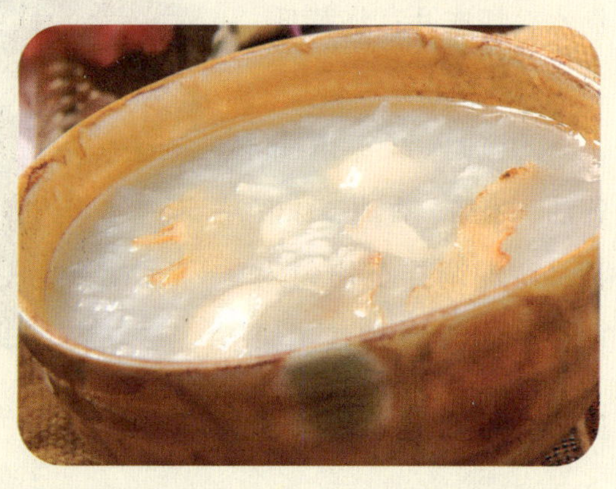

【材料准备】大米100克，百合20克，玉竹20克，冰糖2大匙。

【制作方法】① 百合去掉根，掰取百合花瓣，用清水洗净，放入沸水锅内焯烫一下，捞出沥水。

② 玉竹用清水浸泡并洗净，改刀切成4厘米长的小段；大米淘洗干净。将百合瓣、玉竹段放入锅内，再加入大米和适量清水。把锅置旺火上烧沸，用小火煮45分钟至粥熟，加入冰糖煮至溶化，出锅即成。

【功　　效】本品利于养心阴、益心气。对于心阴、心气虚等症都有缓解作用，非常适合感染风寒等热病之后体虚的人食用，也适合心脏气阴两虚的老年食用。

黄瓜拌猪心 >>>>>>

【材料准备】猪心400克，黄瓜100克，红辣椒圈少许，蒜泥12克，姜片10克，酱油2大匙，料酒、米醋各1大匙，辣椒油2小匙，香油1小匙。

【制作方法】① 将生猪心剔去筋膜、油脂，剖成两半，用清水洗净污血，沥去水分；黄瓜切成小块。

② 在锅中加入适量清水烧开，放入料酒、姜片、猪心。待水再次烧开，撇去浮沫，转中火煮约30分钟，用筷子能叉透表示已熟，捞出冲凉、沥水，切成片；将黄瓜、熟猪心片放入盆中。

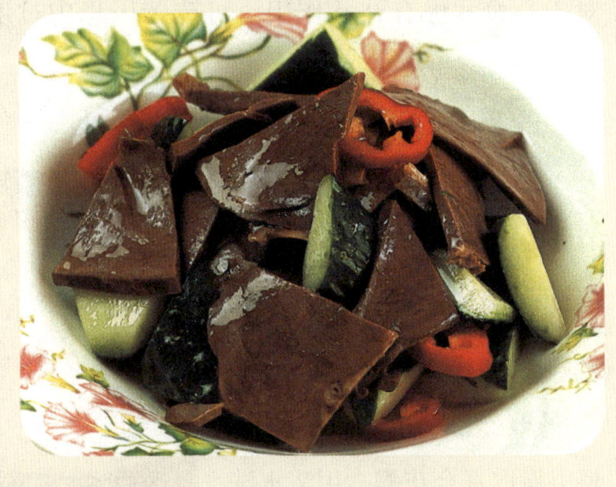

③ 加入红辣椒圈、酱油、米醋、香油、辣椒油、蒜泥调拌至均匀入味，装盘上桌即成（如果是心阴虚，则不加辣椒）。

【功　　效】猪心归心经，性平和。对于惊悸恍惚、心虚多汗、失眠多梦等症状的患者，适量食用猪心可以有效缓解这些症状，有助于养心安神。

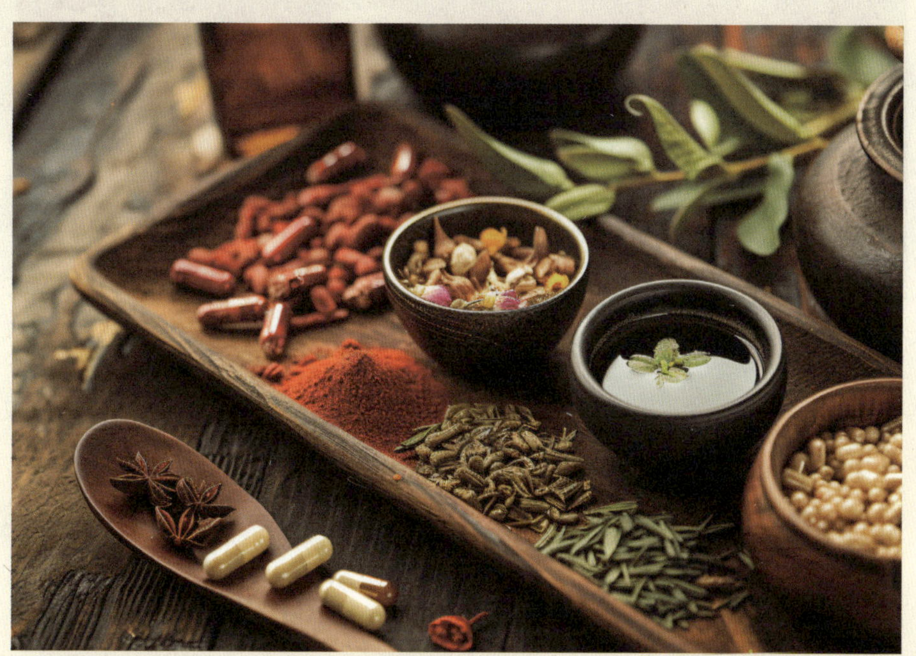

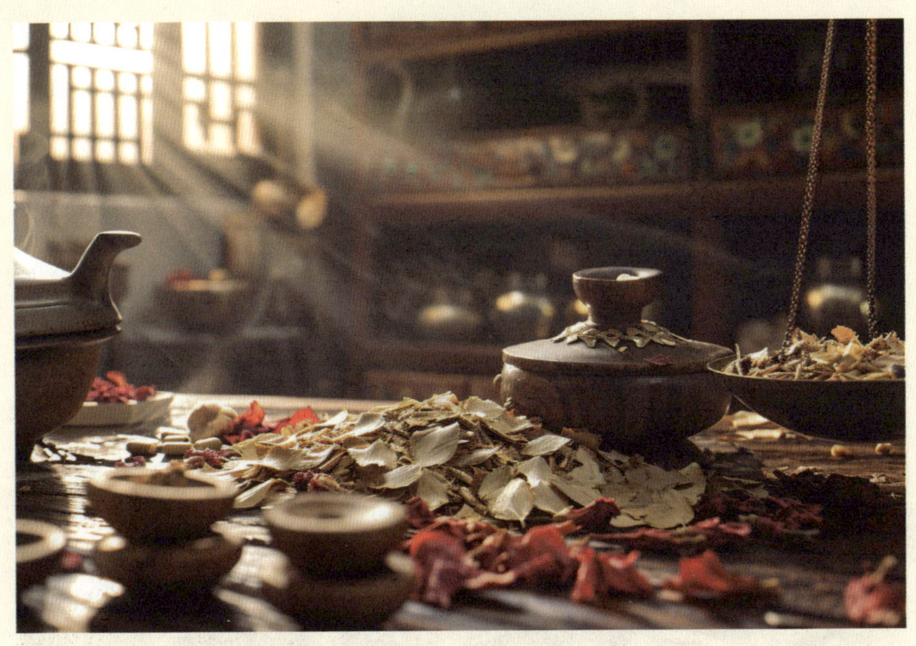

肺脏虚损证治

肺脏虚损可分为肺阴虚和肺气虚等。肺脏亏虚的辨证要点主要包括肺功能的减弱，常见症状有气短、咳嗽、乏力、声音低弱、面色苍白和易出汗等，此外，可能伴随咳痰清稀或易感冒等表现。

肺与鼻相连，外合皮毛。肺气充盈时，语音清晰，嗅觉灵敏；肺脏健旺时，人的肌肤得以温养，抵御外邪的能力较强，不易感染风寒。此外，肺与大肠互为表里，肺阴亏虚时，大肠可能失去润泽，导致便秘；而肺气长期虚弱则易引起腹泻等症。

肺脏的功能 >>>

肺位于胸腔内，与气道、喉咙、鼻子相连通。在中医的五行理论中，肺属于金，是阳中之阴的器官。

肺起到协调五脏六腑的作用，因此被称为“相傅之官”。肺主一身之气，能调节呼吸，将自然界吸入的清气与饮食化生的水谷之气相结合，化生营气，然后充养全身，使五脏六腑发挥其作用。

肺具有宣发和肃降的功能，宣发指肺气推动清气进入体内，肃降指排出体内的浊气，对体内水液的输布、运行和排泄有疏通和调节作用。

肺脏在中医理论中有控制水道的功能，即调节体内水分代谢。肺主气，气行水，肺气的通畅与否，影响了体内水液的代谢和运行。

肺与皮肤有密切关系，被认为是“外府之司”。肺主表，掌管皮肤的开合、汗液的分泌和蒸发，维护体表的温度和湿润程度。

肺虚的常见症型及治疗 >>>

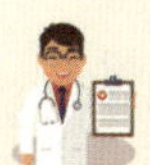

肺阴虚

肺阴虚症是由于肺脏缺乏阴精，火气过旺引起的一系列临床表现。常见的原因包括外界的干燥热气伤害肺组织，结核病菌侵袭肺部，体内痰火郁结伤害肺脏，或情绪激动导致火气攻击肺部，以及长期咳嗽消耗肺阴。肺阴不足还常常会影响到肾脏，造成肺肾阴虚的症状。

【表　　现】咽干、声音嘶哑、形体消瘦、午后潮热、手足心热、夜间盗汗、干咳无痰或痰少而黏，甚则痰中带血、声音嘶哑。舌红少津，脉细数。

【主　　治】滋养肺阴、降火止咳。

【食　　补】百合、蜂蜜、银耳、山药等。

【药　　补】沙参、麦冬、天花粉、百合等。

【常用方药】沙参麦冬汤、百合固金汤。

肺气虚

“肺气”通常指的是肺的气机，也就是肺的功能状态和气息的流动。肺主司呼吸，掌控人体的气息运行，包括吸入新鲜空气和排出废气。肺气的畅通与否影响着人体的气血运行和精神状态。

肺气虚是指肺脏因劳累、长期咳嗽、暑热或重病后，或是因脾虚无法输送清气上升到肺部，导致肺气的活动减弱，肺的生理功能逐渐减退的一种症状。肺气虚还与先天禀赋不足、年老体衰等因素有关。

【表　　现】咳嗽无力、声音低微、痰液清稀、神疲乏力、面色淡白、少气懒言、自汗、怕风等症状。舌苔淡白，脉象虚软无力。

【主　　治】益气固脱，收敛肺气。

【食　　补】羊肉、狗肉、公鸡肉、猪肺、燕窝、白木耳、百合、花生、粳米、山药等。

【药　　补】冬虫夏草、人参、党参、太子参、西洋参、黄芪等。

【常用方药】四君子汤，人参保肺丸，生脉饮，参苓白术散等。

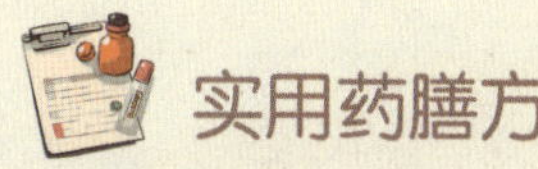

实用药膳方

山药羊肉粥 >>>>>>

【材料准备】粳米 100 克，山药 150 克，羊肉 150 克，葱末 3 克，姜末 5 克，盐 1.5 克，胡椒粉 1 克。

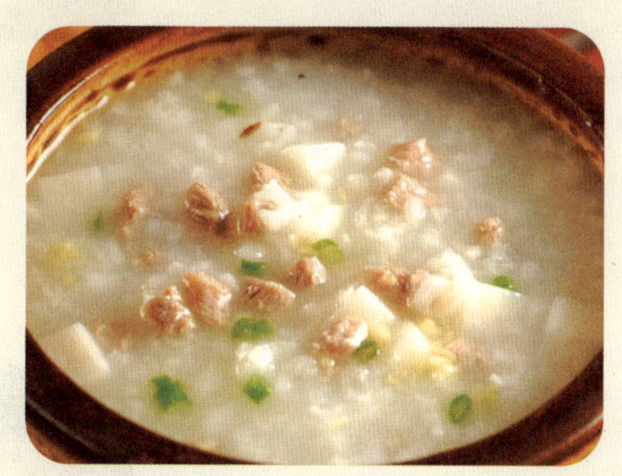

【制作方法】① 粳米淘洗干净，用冷水浸泡半小时，捞出，沥干水分。

② 山药冲洗干净，刮去外皮，切成丁。

③ 羊肉洗净，放入开水锅内煮至五成熟时捞出，切成丁。

④ 锅中放入冷水、粳米，先用大火煮开，然后改用小火熬煮，至粥将成时，加入羊肉丁、山药丁、葱末、姜末、盐，待数滚后，撒上胡椒粉即可盛起食用。

【功　　效】本品有扶阳散寒、养营卫精的功效。对于肺气久虚，肺卫失固者效果更佳，有利于缓解肺阳虚者畏寒的症状，特别适合秋冬季节食用。

百合雪梨粥 >>>>>>

【材料准备】雪梨、百合、冰糖各 20 克，糯米 90 克，葱花少许。

【制作方法】① 雪梨去皮洗净，切片；百合泡发，洗净；糯米淘洗干净，泡发半小时。

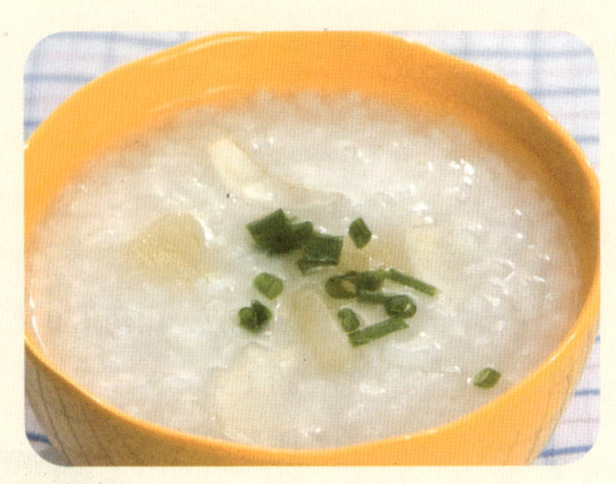

② 锅置火上，注入清水，放入糯米，用大火煮至米粒绽开。放入雪梨片、百合，转用小火煮至粥成，加入冰糖熬至溶化，再撒上葱花即可。

【功　　效】梨有生津润肺、止咳化痰、清热降火的功效，对于肺津虚、肺阴虚有很好的补益作用。

川贝雪梨猪肺汤 >>>>>>

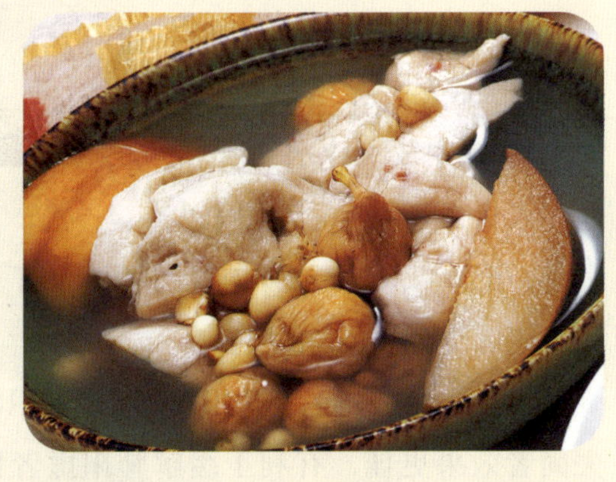

【材料准备】雪梨 100 克，猪肺 1 个，川贝 20 克，苹果 80 克，无花果 6 枚、冰糖少许。

【制作方法】① 将猪肺用清水灌洗，挤去肺部血水，洗净，切成大块，放入沸水锅中焯去血沫，捞出沥水。

② 将雪梨、苹果洗净，去核，切成块；川贝、无花果洗净。

③ 砂锅中加入清水烧沸，下入川贝、无花果、雪梨、苹果、猪肺，再加入冰糖用旺火烧沸，转小火炖 2 小时即可。

【功　　效】川贝、雪梨有清热润肺，化痰止咳的作用；猪肺味甘，性平，入肺经，有补肺润燥、止咳、补虚损的作用。这道汤适合肺阴久虚者食用。

雪梨银耳粥 >>>>>>

【材料准备】大米 50 克，雪梨半个，银耳 10 克，大枣 2 个。

【制作方法】① 将大米洗净，放入电饭锅中，再加入大米的重量的 6 倍的清水，按“煮粥”键炖煮。

② 将雪梨用适量盐搓洗，对半切开，去掉核，将带皮的果肉切成块，备用。

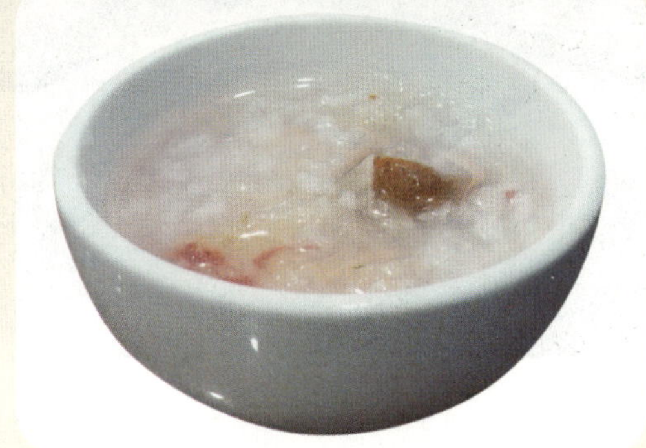

③ 银耳用清水泡发，撕成小碎片；大枣去核，切块。

④ 将处理好的雪梨、银耳、大枣放入电饭锅中，炖煮至所有食材熟透即可食用。

【功　　效】养阴润肺，化痰止咳，对肺阴虚、肺津虚都有很好的补益作用。

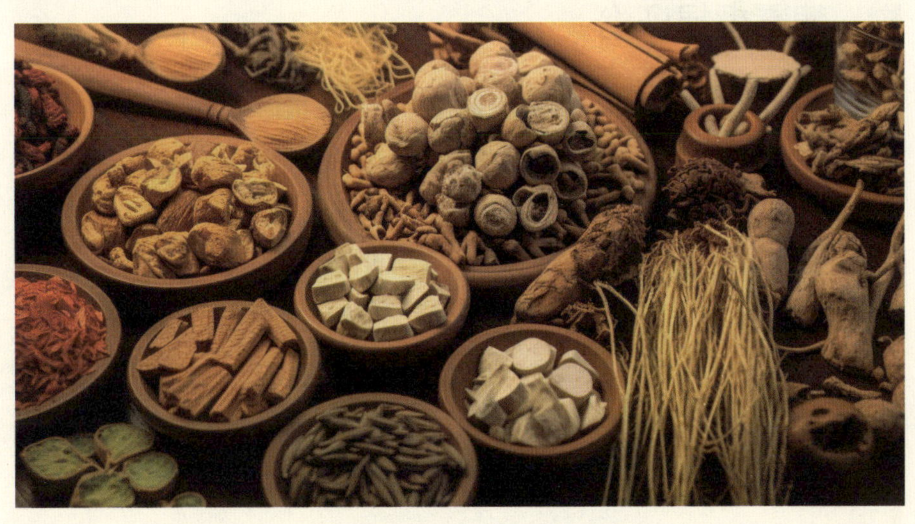

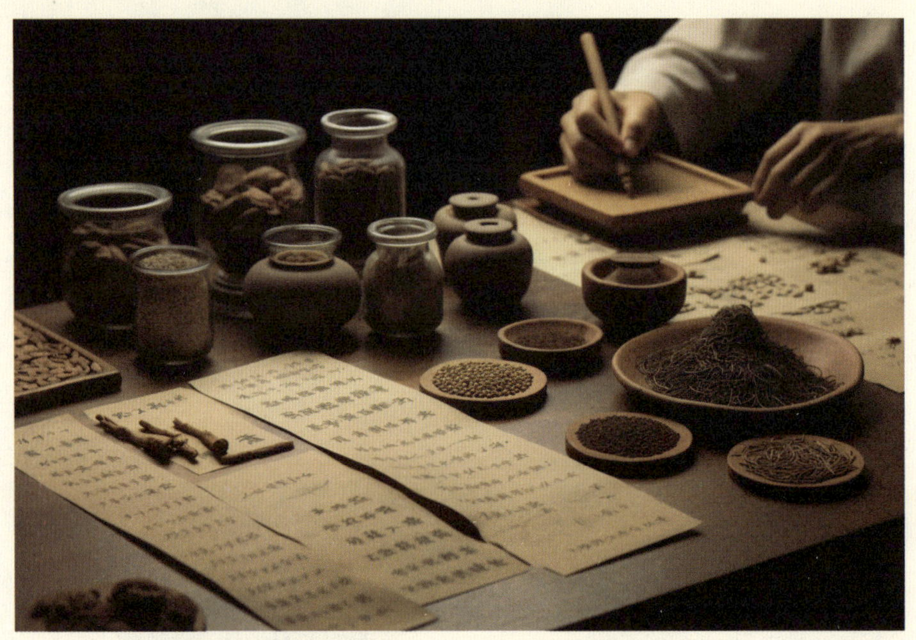

脾胃虚损证治

在中医理论中，脾和胃被视为相互表里的脏腑系统。脾与胃之间存在着紧密的联系，脾虚常常会导致胃虚，而长期的胃虚又会反过来影响脾的功能，从而导致脾胃虚弱。脾胃虚弱的主要原因在于胃的腐熟和接受食物的功能减退，脾的运化水谷精微、升清及运化水湿的能力下降，从而导致一系列虚损的症状。

脾胃虚损可以分为多个类型，包括胃津虚、脾胃阴虚、脾胃气虚和脾胃阳虚。脾胃虚弱的症状包括面色发黄、消瘦、神疲乏力、食欲不振、腹胀等。

脾胃的功能 >>>

脾和胃被称为“仓廪之官”，二者既有各自的分工，又密切合作，共同主宰消化和吸收功能。胃负责收纳和初步消化食物，而脾则进一步运化、升清和统血。

脾胃的主要职责之一是将食物消化为营养物质，并将这些营养物质吸收并分配到全身各处，以维持身体的生理活动。它们是气血生化的重要源泉，并与其他脏腑密切相关。

脾胃不仅负责消化食物，还主管水液的代谢。通过运化水湿的功能，调节体内水分的平衡，防止水湿停滞引发的不适症状。

脾胃虚损的常见证型及治疗 >>>

胃津虚

胃津，即胃的津液，同胃阴。胃津和胃阳相对而言，它们共同协作，维持正常的消化吸收功能，尤其是对于谷物的消化吸收有重要作用。

胃津虚即胃津液不足，一般由外感热病与内伤发热或由于郁怒伤肝导致肝郁化火，或嗜食肥甘、辛辣等食物等原因造成。胃津虚通常症状较轻，短期调理可缓解。

【表　　现】口渴干燥、大便干燥、腹部不适、食欲减退、口苦口臭、胃中嘈杂不舒、口渴咽干。舌红少津，脉象细数。

【主　　治】补益胃阴、滋润胃肠。

【食　　补】西瓜、梨、苹果、芝麻、糯米、枸杞子等。

【药　　补】沙参、麦冬、石斛、熟地黄等。

【常用方药】麦冬扁豆汤、益胃汤等。

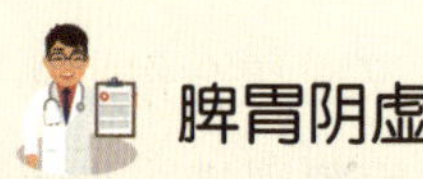

脾胃阴虚

脾胃阴虚兼有脾阴虚和胃阴虚，症状比胃津虚症状更严重。

脾胃被视为后天之本，它负责人体各部位的营养供应和濡养，依靠脾气的散精输布功能。如果胃阴不足，或者脾气虚弱无法运转，阳气损伤及阴精不足，又或者饮食营养不良，劳倦过度或久病体虚等原因都可能导致脾气无法有效地分发精气，从而引发相关的健康问题。

【表　　现】潮热盗汗、五心烦热、两泉红赤、口干咽干、大便秘结、胃痛胃热、能饮多食。观察舌头可以发现是舌红或黄，少苔。脉象细数。

【主　　治】清热益胃，养阴扶脾。

【食　　补】小麦、大麦、鸭蛋、黄瓜、菠菜、玉米、红萝卜、梨、猪肉、牛奶、鲤鱼、蚕豆、香菇、山药、黑木耳、桑椹、银耳等。

【药　　补】山药、薏苡仁、白扁豆、茯苓、黄精、芡实、莲子。

【常用方药】益胃养脾汤、玉泉丸、润肠丸、麻仁丸等。

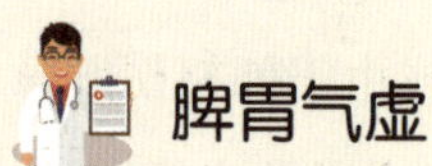

脾胃气虚

脾胃气虚主要指脾胃功能失常，消化能力下降，导致脾胃气血运化功能不足的状态。多见于饮食不规律、情绪不稳、长期过劳及久病大病的人。

长期脾胃气虚会使患者有体形肥胖、肌肉松弛、精神疲倦等症状。如果脾胃气虚长期得不到有效的治疗与调理，还会导致腹腔内的脏器失去正常的支持和固定，使其下垂或移位，临床上常见的有胃下垂、肾下垂等情况。

【表　　现】面色萎黄、食欲不振、疲乏无力、气短懒言、大便稀薄、舌淡红、苔薄白或苔白而厚、脉细数。

【主　　治】补中益气。

【食　　补】葱、姜、蒜、桂圆肉、韭菜、羊肉。

【药　　补】黄芪、党参、炒白术、陈皮、山药、扁豆、茯苓、太子参、大枣等。

【常用方药】六君子汤、补中益气汤、补中益气丸等。

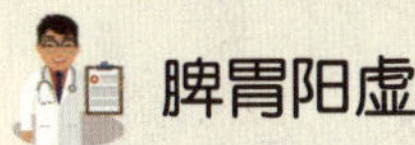

脾胃阳虚

脾胃阳虚指的是脾胃功能失调，阳气不足。脾阳指的是脾脏在运化过程中所具备的温煦作用和活动能量，即其运化功能和温化作用的体现。胃阳则主要指胃脏的蠕动和消化过程中的动力能量。这些阳气的活跃与否，直接影响到人体的消化吸收功能以及整体的气血运行状况。

脾胃阳虚多因过食生冷，劳倦过度或久病，忧思伤脾所导致。

【表　　现】面色晦暗，浮肿，畏寒肢冷、下肢易水肿。食欲不振、腹胀腹泻、疲乏无力。舌淡苔白厚腻，脉沉细或沉迟。

【主　　治】补脾健胃，温中扶阳。

【食　　补】牛肉、羊肉、桂圆、韭菜、黄鳝、胡椒。

【药　　补】人参、白术、黄芪。

【常用方药】补中益气丸、附子理中汤、理中丸。

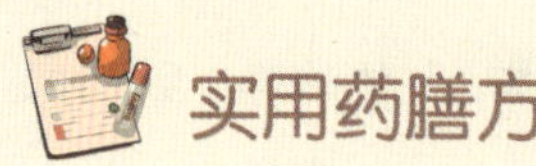

实用药膳方

白术黄芪煮鱼 >>>>>>

【材料准备】白术、黄芪各 10 克，防风 6 克，虱目鱼肚 1 片，芹菜段、盐、淀粉各适量。

【制作方法】① 虱目鱼肚洗净，切开，放少许淀粉拌匀，静置 20 分钟，备用；所有药材洗净，沥干，备用。

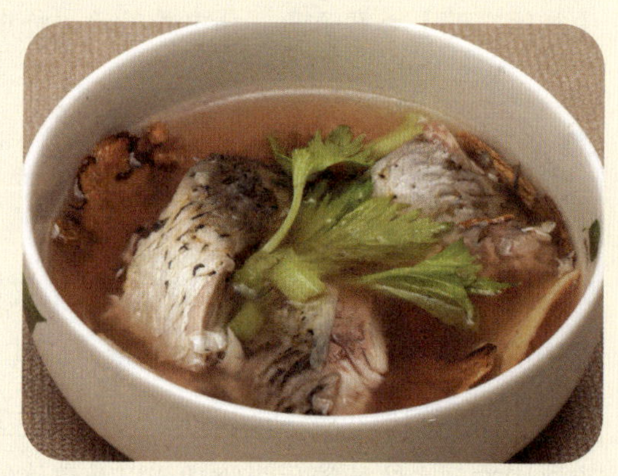

② 锅置火上，倒入清水，将药材与虱目鱼肚一起煮，先用大火煮沸，再转小火续煮，至味出时，放盐调味。

③ 起锅前，加入芹菜段即可。

【功　　效】本品有补中益气、健脾和胃、化湿利尿的作用。

白术党参茯苓粥 >>>>>>

【材料准备】红枣 5 颗、党参、白术、茯苓各 15 克，甘草 3 克，薏苡仁 50 克，盐适量。

【制作方法】① 薏苡仁洗净，泡发；红枣洗净去核，备用。

② 白术、党参、茯苓、甘草洗净，加入 4 碗水煮沸后，以小火煎成 2 碗，再过滤取出药汁。

③ 在煮好的药汁中加入薏苡仁、红枣，加适量水以大火烧开，再转入小火熬煮成粥，加入盐调味即可。

【功　　效】这道粥有利水渗湿、益脾和胃、益肺、安神、利尿等功效，对于脾胃气虚有很好的补益作用。

红枣5颗
党参15克
白术15克
茯苓15克
甘草3克
薏苡仁50克
盐适量

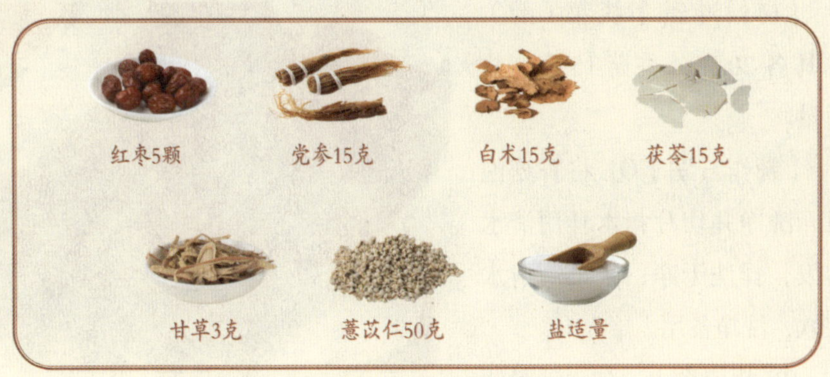

猪肚山药粥>>>>>>

【材料准备】大米、猪肚、山药各100克，紫苏（干）5克，姜片、胡椒粉、盐适量。

【制作方法】① 将猪肚用盐揉搓洗净，漂洗后，放入冷水中，加姜片煮至七成熟，捞出切成条备用。

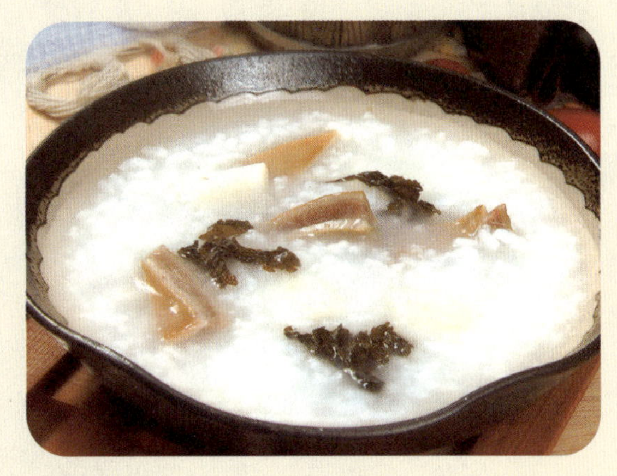

② 将干紫苏撕成碎片，略微浸泡；山药洗净切段备用。

③ 将大米淘洗干净，与1.2升的水一同放入电饭锅中，依次加入猪肚条、山药段一同煮熟。

④ 放入紫苏，煮5分钟，加少许胡椒粉、盐调味即可食用。

【功　　效】开胃、补益脾胃，温胃散寒的作用。对于脾胃阳虚所引起的胃寒、胃痛、肝胃寒痛等症状有很好的缓解作用。

淡菜香菇木耳汤 >>>>>>

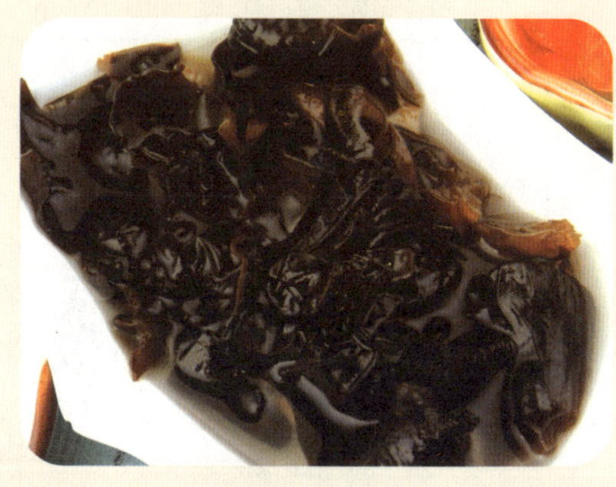

【材料准备】淡菜（干）、木耳各20克，香菇15克，盐适量。

【制作方法】① 将香菇泡发，洗净并切片；木耳用清水泡发，择洗干净；淡菜用清水浸软，洗净备用。

② 锅置火上，加入适量清水，放入香菇、淡菜，大火煮沸，再转至小火煮半小时，然后放入木耳煮10分钟，加入盐调味即可食用。

【功　　效】黑木耳能益气润肺，滋阴润燥，养胃健脾。淡菜属于海鲜类食物，其性味咸、寒，有助于清热解毒、润肺化痰，且能促进脾胃消化。

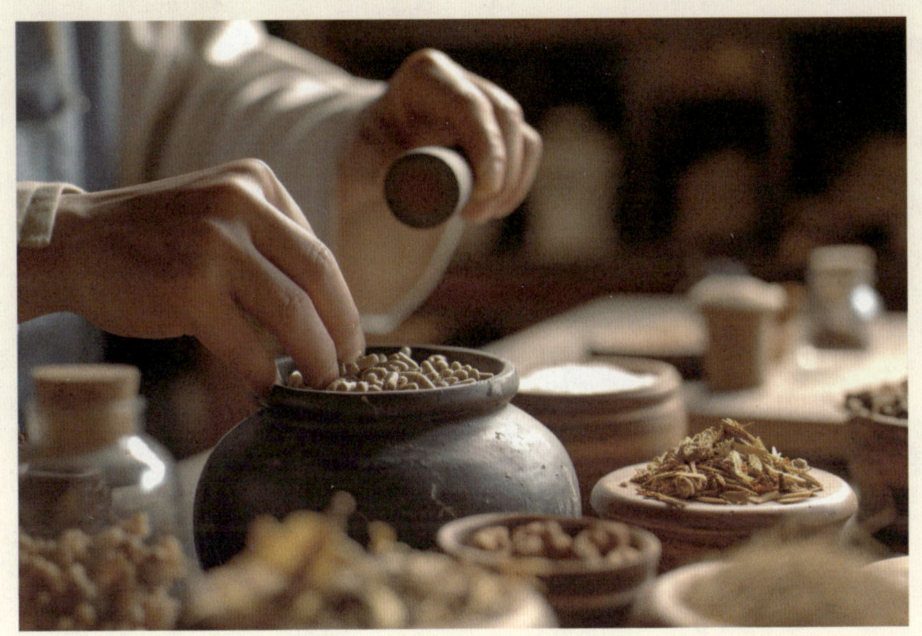

肝脏虚损证治

肝脏虚损常见的情况有肝血虚及肝阴虚。历代医籍中关于肝阳虚的论述较少，这主要是因为肝被视为刚脏，其功能偏向于阳气的升发和疏泄。肝阴（血）更容易因情绪、饮食等因素受损，而肝阳（气）则常表现为亢奋。因此，临床上肝脏虚症状通常表现为肝阴虚，而肝阳虚较少被单独提及。

肝脏虚损的症状有情绪不稳定、易疲劳、面色萎黄或暗淡、目眩、指甲脆弱、月经不调等。同时可能伴有肝气郁结的症状，如胁痛和食欲不振。

肝脏的功能 >>>

肝被称为“将军之官”，主要作用和功能是主疏泄和主藏血。

肝脏的疏泄功能指的是肝气能够调节和推动全身气机的运行。这包括了气的升降出入运动，即确保身体各部位的气血顺畅流动，维持身体各脏腑的正常功能和协调。

肝脏还有贮藏和调节血液的功能，这种功能确保了血液在体内的稳定循环，同时也能在需要时释放血液，以防止或减少出血情况的发生。

肝脏虚损的常见证型及治疗 >>>

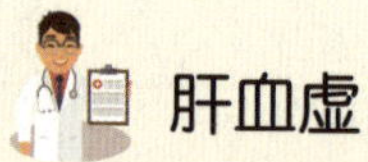

肝血虚

肝主疏泄，贮藏血液于体内，肝血充足与否对身体的正常功能和健康有着重要影响。肝血虚通常是由于肾精亏虚、精血不足，或脾胃虚弱化源不足，以及长期疾病耗伤阴虚等原因，导致肝脏失去足够的血液养分，从而引发一系列身体和情绪上的症状。

【表　现】肢体麻木、爪甲干枯脆薄、视物模糊、面色舌色淡白等症状，同时也可能伴有情绪不稳定、易怒、易激动等精神层面的问题。

【原　因】外伤引起大出血、女性长期月经崩漏、长期被慢性病耗损体内精血等人群。肾精亏损不足以及脾和心脏的功能受损，也可能会导致营血化生不足，诱发肝血虚的症状。

【主　治】养血安神，滋阴养肝。

【食　补】动物的肝脏、红枣、桂圆等。

【药　补】当归、熟地、白芍、川芎、枸杞子、阿胶、龟板胶、知母等。

【常用方药】补肝汤等。

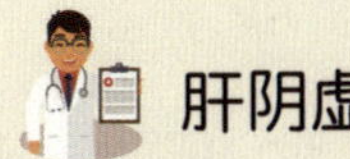

肝阴虚

肝阴指的是肝的阴血和阴液，是肝的滋养、宁静、柔润的一面，并能制约过亢的肝阳。

肝脏阴虚，即肝脏阴精不足或失衡的状态。当肝阴不足时，肝脏的正常功能受到影响，导致情绪不稳、易怒、易激动等现象。这是因为肝脏无法顺畅地调节情志和气机，可能会导致内心产生火热感觉。肝阴虚多见于肝炎、肝硬化、肝癌等疾病患者，长期压力较大的人。

肝阴虚通常会伴随肝阳上升过盛、阴虚无法抑制阳的情况，或者气滞血瘀等问题。这种情况常常混合了虚弱和实证，因此治疗时需要根据具体情况进行精确的辨证施治。

【表　　现】胁肋隐隐灼痛，在生气或劳累时痛感加重；烦躁，入睡困难；头晕耳鸣，两目干涩，视力减退，面部烘热或颧红，口燥咽干，五心烦热，潮热盗汗等。

【舌象及脉象】舌体小而红，或者舌体两侧有瘀斑，舌苔黄而少津，或者舌苔剥落。脉细弱或脉细数。

【主　　治】滋阴清热，活血调肝。

【食　　补】山药、枸杞子、葡萄干、桑椹、黑芝麻、香菇、乌鸡、猪肝、鳗鱼、核桃、黑木耳等。

【药　　补】甘草、鹿茸、枸杞、女贞子、当归等。

【常用方药】一贯煎、八珍汤、六味地黄丸等。

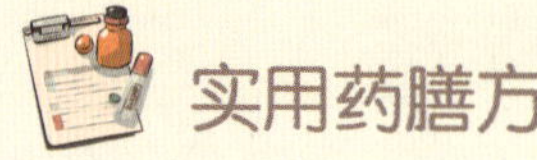

实用药膳方

何首乌鸡肝汤 >>>>>>

【材料准备】何首乌 15 克，荷兰豆、鸡肝各 50 克，姜、盐适量。

【制作方法】① 鸡肝剔去肥油、血管等杂质，洗净，沥干，切大片。

② 荷兰豆撕去边筋，洗净；姜洗净，切丝。

③ 何首乌放入煮锅，加适量水，大火煮开，转小火续煮 15 分钟。

④ 放入鸡肝，再放入荷兰豆和姜丝煮熟，加盐调味即可。

【功　　效】补肝明目，补益精血。适用于肝血虚损，视物不清，夜盲等症。

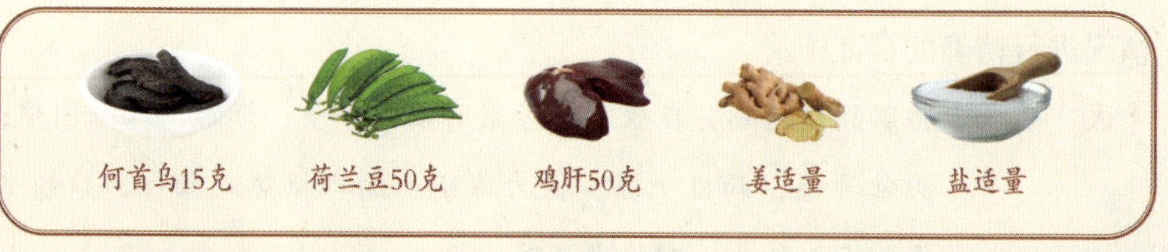

当归郁金猪蹄汤 >>>>>>

【材料准备】当归 10 克、郁金 8 克、猪蹄 250 克、蜜枣 5 枚、生姜 15 克、盐适量。

【制作方法】① 猪蹄刮去猪毛，处理干净后用清水洗净，再焯水煮 5 分钟，捞出，过冷后斩块；生姜切片备用。

② 当归、郁金、蜜枣略微浸泡并洗净备用。

③ 将备好的材料放入锅内，加适量水，大火浇沸后，转小火炖煮 2 小时。

④ 待猪蹄熟烂，加入盐调味即可。

【功　　效】本品可以理气活血、疏肝解郁，用于面色萎黄、郁郁寡欢等症的辅助治疗。

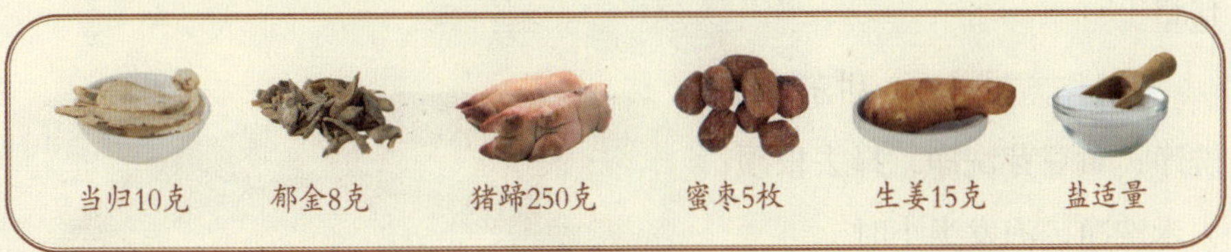

黑米枸杞子葡萄干粥 >>>>>>

【材料准备】黑米100克，枸杞子、葡萄干各10克，大枣2颗，核桃仁3粒，冰糖适量。

【制作方法】① 黑米用清水洗净，控干水分。

② 锅内加适量清水烧开，加入黑米、大枣、核桃仁煮开，转小火煮30分钟。

③ 锅中继续加入枸杞子、葡萄干、冰糖，煮至冰糖溶化即可。

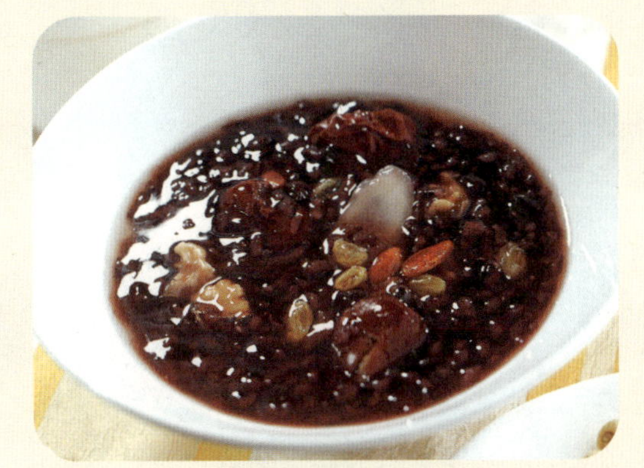

【功　　效】养阴生津，补益肝阴。对于肝阴虚损引发的面目红赤，唇红而干，咽燥口渴等症状有很好的缓解作用。

豆芽玉米粒粥 >>>>>>

【材料准备】大米 100 克，黄豆芽 50 克，甜玉米粒 10 克，盐、香油适量。

【制作方法】① 甜玉米粒洗净；黄豆芽洗净，择去根须；大米洗净，泡发半小时。

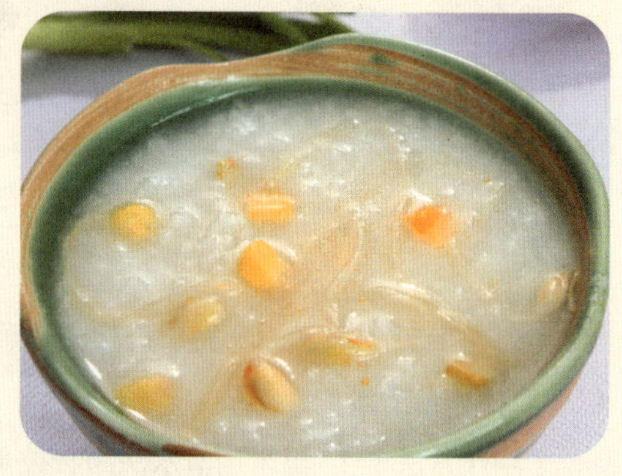

② 锅置火上，倒入清水，放入大米、甜玉米粒用旺火煮至米粒开花。

③ 放入黄豆芽，改用小火煮至粥成，调入盐、香油搅匀。

【功　　效】有助于缓解肝气郁结带来的不适症状，有养肝护肝的作用。也适用于肝气亏虚，筋软乏力等症。

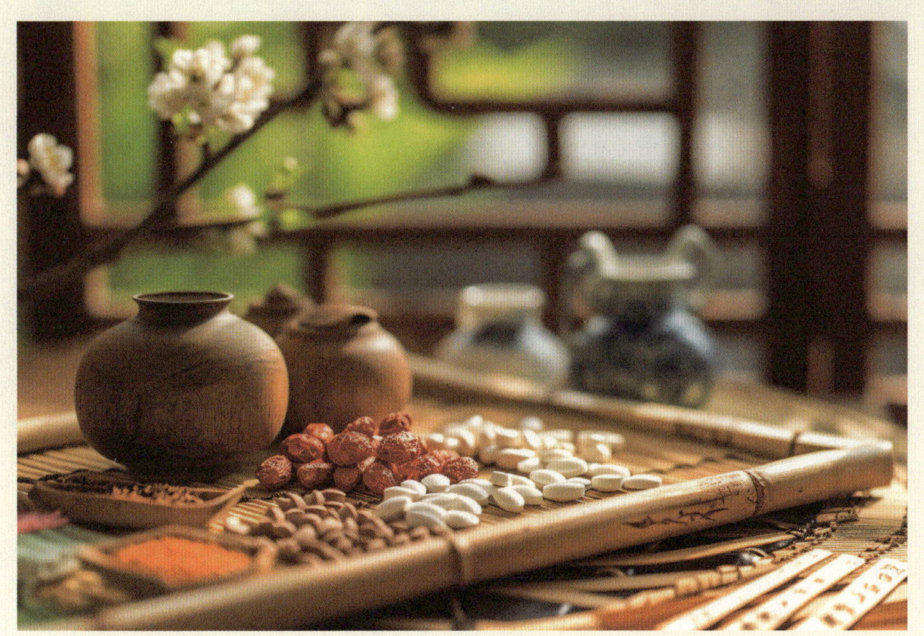

肾脏虚损证治

肾脏亏虚主要分为肾精亏虚、肾气亏虚、肾阴亏虚和肾阳亏虚。针对不同类型的亏虚，应采取不同的治疗方法：肾精亏虚需补肾益精，肾阴亏虚则要滋肾补阴，肾阳亏虚需补阳助肾，而肾气亏虚要益气温肾。此外，探究肾亏的原因也很重要。肾亏不仅限于老年人或久病者，如今许多年轻人也出现乏力、畏寒、腰酸、腿软和足跟痛等症状。

肾脏的功能 >>>

肾是人体中一个重要的脏腑，也称为先天之本，是人体生长发育之根，也是脏腑机能活动的根本要素所在，一旦肾出现耗损，比较容易累及其他脏腑出现相应疾患。

肾脏被视为人体精气的主要存储场所，包括先天之精和后天之精。中医理论认为，肾主水，是人体五脏之本、先天之根。这意味着一个人出生时肾气的充盈程度，基本上决定了其五脏功能的健康与衰退，以及寿命的长短。

后天之精则是通过饮食、呼吸等途径获取的营养精气，用于支持生理活动。

肾脏掌管水液代谢，调节体内水分的平衡。这不仅包括排泄多余的水分（如尿液），还包括保持血液的渗透压，确保细胞和组织的正常功能。

肾脏虚损的常见证型及治疗 >>>

肾阴亏虚

肾阴指的是肾的阴气，与肾阳相对应。是肾脏维持身体内阴液平衡的重要组成部分，负责滋润、宁静、濡养身体各部位，并促进器官的成形和功能。肾阴通过抑制过度的阳热，调节人体的新陈代谢过程，保持体内精血精液的平衡状态。此外，肾阴还储存并转化先天精气，支持生殖系统的正常运作和性激素的分泌。

肾阴虚指的是肾脏阴气不足，在这种情况下，体内的阴液无法有效地控制阳气能量，导致阳气过度亢盛。这种失衡可能会使身体内部的热量和活力向上扰动，从而产生一些不适症状。

【表 现】腰膝酸痛、头晕耳鸣、听力减退、失眠多梦、心烦意乱、潮热盗汗、早泄、遗精、咽干颧红、舌头红而干燥无舌苔，脉搏细弱而快。这些问题也可能导致男性阳痿、勃起困难，以及女性月经不调或停经等情况。

【原 因】先天性因素、房事不节，久病伤肾，情志过于内伤，过度食用温燥药物或食物等因素。

【主 治】滋阴降火。

【食 补】黑芝麻、黑豆、黑米、黑木耳、海带、紫菜、乌骨鸡等。

【药 补】熟地黄、枸杞子、龟甲胶、女贞子、天冬、北沙参、南沙参、百合、麦冬、旱莲草、黄精、生地和赤芍等。

【常用方药】六味地黄汤、六味地黄丸、杞菊地黄丸、左归丸、大补阴丸。

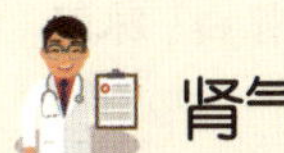

肾气亏虚

肾主纳气，是人体气血运行的根本，同时也负责存储精气。因此，当肾气不足时，常见的症状包括体力逐渐下降、精神不振、生殖功能减退等现象。

肾气虚指的是肾中元气亏虚，导致肾脏主要功能逐渐减退的症状总称。肾气虚意味着肾脏无法有效地存储和控制人体的气血精华。肾气虚多有先天禀赋不足、过度劳累、长期慢性病以及肾脏本身功能失调等原因。

【表 现】少气懒言、多汗、腰膝酸软、精神倦怠、乏力。舌淡苔白，脉弱。

【主 治】补肾益气。

【食 补】枸杞子、山药、黑芝麻、核桃、牛肉、羊肉等。

【药 补】人参、白术、党参、枸杞子、山药。

【常用方药】补肾固精汤、五子补肾丸等。

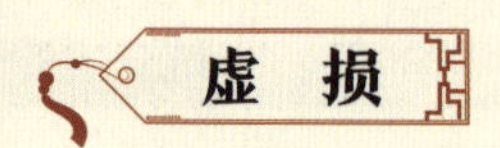

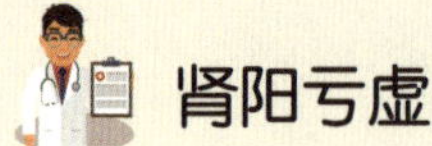

肾阳亏虚

肾阳指的是肾脏所具有的温煦、激发、兴奋、蒸化、封藏和制约阴寒等作用。肾阳的功能包括维持体温、促进新陈代谢、支持生殖系统功能以及保护体内阳气的稳定状态。肾阳是人身阳气产生的源泉，肾阳的充盈与否直接影响到人体的生理活力和免疫功能。

肾阳虚即肾阳不足，原因有天生阳虚体质、老年体衰、性生活过度以及其他脏腑病变损伤肾阳的情况。

儿童因生长发育需要大量肾阳的支持，如果肾阳不足，可能影响其正常发育。长期患有慢性疾病的人也容易出现肾阳虚，因为疾病会消耗体内的阳气，使得肾脏功能逐渐减退。

【表　　现】在肾气虚症状基础上，还有小便清长、畏寒肢冷、大便稀溏、脱发，男性早泄、遗精，女性月经量多或崩漏。舌淡苔白，脉沉。

【主　　治】填精补髓，温肾扶阳。

【食　　补】韭菜、羊肉、大枣、枸杞子、桂圆、牡蛎、海参、生蚝等。

【药　　补】淫羊藿、肉苁蓉、锁阳、菟丝子、巴戟天等。

【常用方药】右归丸、桂附地黄丸、济生肾气丸等。

肾精亏虚

肾精是肾脏精华形成的精气物质。

一方面，肾精包括先天之精（先天肾精），是指人体从父母亲那里遗传得来的基本生命能量，是生命的根本物质。先天肾精决定了个体的生长发育、生殖功能等。

另一方面，肾精也包括人体通过后天的营养吸收、消化转化而成的精气物质。后天肾精主要通过脾胃消化吸收水谷精微，经过肾脏的精华提炼而形成，支持身体各种生理活动。

肾精亏损通常病程较长，且随年龄不同，症状不同。其病因通常与先天不足、房事不节、过劳伤肾等因素相关。

【表　　现】在小儿中，肾精亏损常表现为生长发育障碍或早衰。而成人肾气虚则会表现为生殖机能减退、早衰现象、耳鸣、脱发、牙齿松动以及记忆力减退等常见症状。

【主　　治】填精补髓，扶脾补肾、温阳行水等。

【食　　补】羊肉、海参、牡蛎、黑芝麻、核桃等。

【药　　补】鹿茸、黄芪、何首乌、当归、人参、熟地黄等。

【常用方药】补肾益精汤、济生肾气丸。

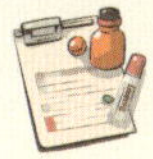

实用药膳方

玉竹西洋参茶 >>>>>>

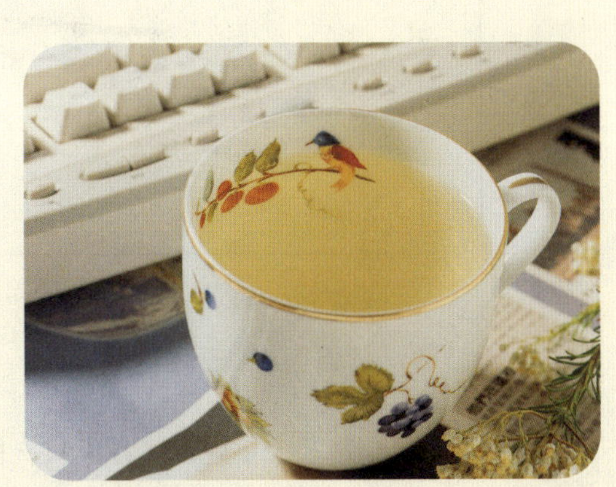

【材料准备】玉竹20克，西洋参3片，蜂蜜10毫升。

【制作方法】① 玉竹和西洋参用水洗净，置于杯中。

② 锅置火上，加入清水，将水烧开冲入杯中，加盖焖15分钟。

③ 滤去药渣，待温凉后加入蜂蜜，拌匀即可。

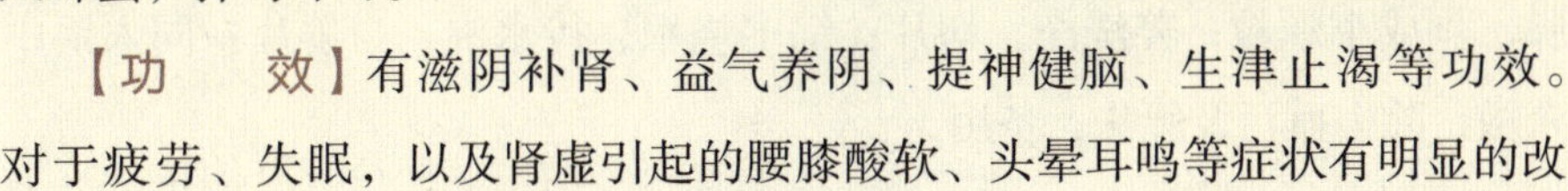

【功　　效】有滋阴补肾、益气养阴、提神健脑、生津止渴等功效。对于疲劳、失眠，以及肾虚引起的腰膝酸软、头晕耳鸣等症状有明显的改

善作用。

当归牛鞭壮阳汤 >>>>>>

【材料准备】当归 30 克，冬虫夏草 8 克，牛鞭 1 条，猪瘦肉 100 克，盐适量。

【制作方法】① 猪瘦肉洗净，切大块；当归用水略冲；冬虫夏草洗净。

② 牛鞭洗净，切成段。

③ 把以上所有材料一同放入砂锅内，加适量清水，用大火煮沸，再改用小火煮至猪瘦肉熟烂，然后依据个人的口味调入盐即可。

【功　　效】牛鞭主治肾虚阳痿、遗精、腰膝酸软等症。此汤具有填精补髓、补肾壮阳的功效。

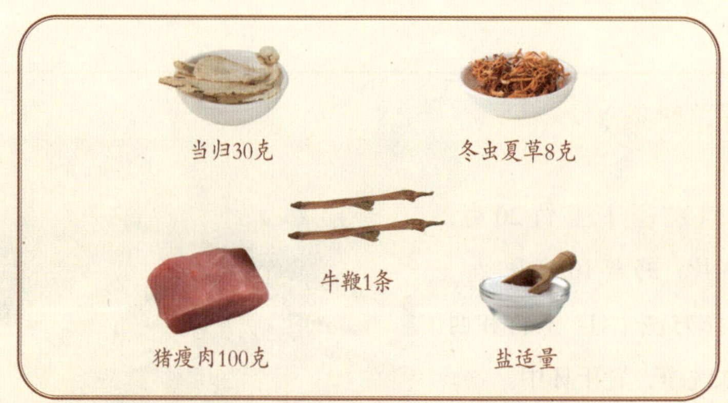

枸杞子猪肾粥 >>>>>>

【材料准备】大米 150 克，猪肾 1 只，枸杞子 10 克，姜、精盐适量。

【制作方法】① 将枸杞子洗净，去杂质；猪肾洗净，一切两半，去腰臊，剁成小颗粒；姜洗净，切片；锅中烧水，待水沸，与姜片一同入锅中汆烫，除去血污及腥味，备用。

② 将大米淘洗干净。

③ 将大米、猪腰粒、枸杞子放入砂锅内，加适量水及精盐少许。大火烧开转小火煮 45 分钟即成。

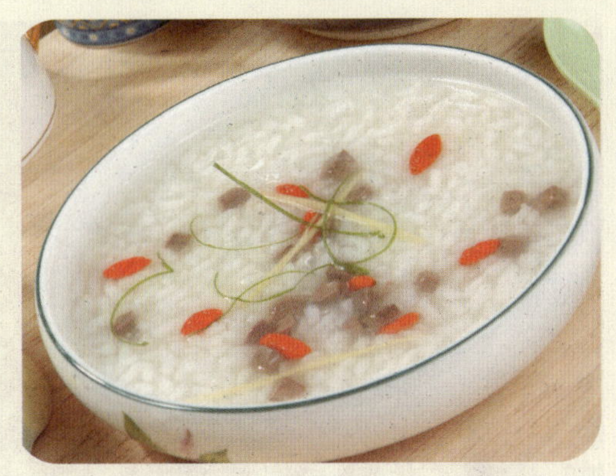

【功　　效】滋阴补肾，对于肾阴虚、肾气虚引发的症状有很好的缓解作用。

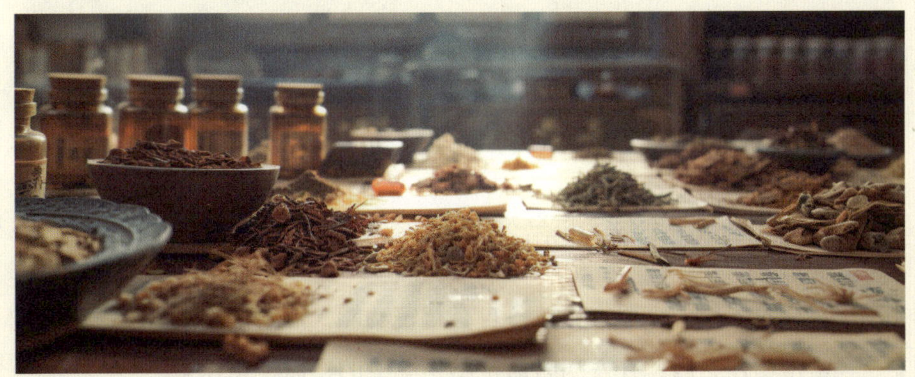

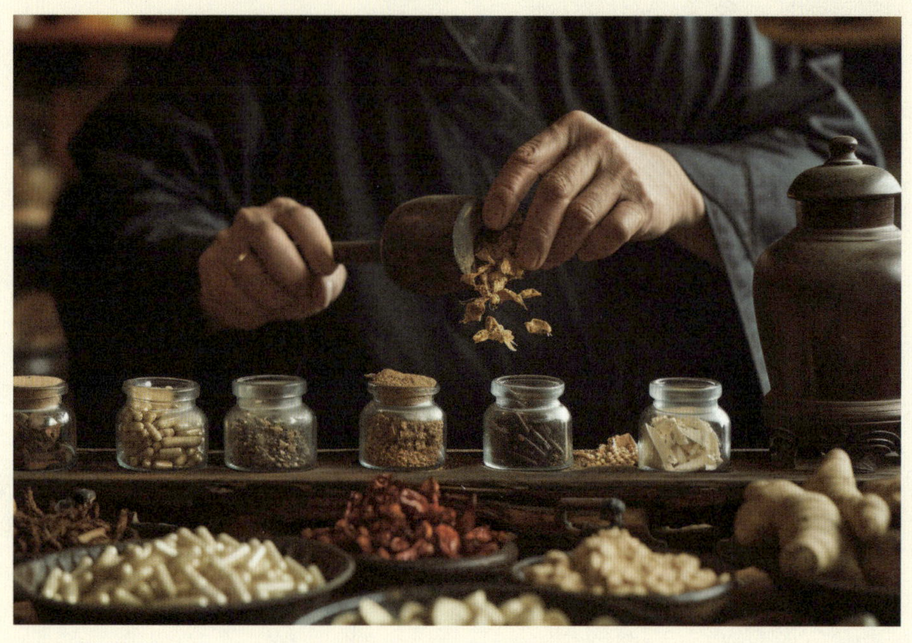

脏腑虚损兼病证治

人体的各个器官虽然各自有特定功能，但它们之间紧密相连，因此在发病时通常不是单一的，而是相互关联的。这种情况可以分为脏器间的病变（脏病及脏、腑病及脏）、腑器间的病变（腑病及腑、脏病及腑）。两个器官同时或相继发生病变称为脏腑兼病。这种现象在中医病理上有其内在的规律，治疗时需要根据各器官之间的关系进行辨证，以确保治疗的灵活性和有效性。

心肺气虚证治 >>>

俗话说，“心肺不分家”。心和肺的功能是相辅相成，互相影响的。如果患者长期有咳喘等疾病，损伤了肺气，就会使心功能受到影响，导致心气不足；另外，如果心气不足，肺气也容易跟着虚弱。这两种情况都会导致心肺两脏气虚，功能减退。心肺气虚多见于久病咳喘者或老年体虚者。

心肺气虚病与过度劳累、气候变化有关，因此患者需要注意休息，在病势缓的时候适当地活动如慢走、太极拳等加强心肺功能。在天气寒冷的时候需要注意保暖，避免受到寒邪侵扰。

【表　　现】久咳不止、痰液清稀，不受控制地出汗、乏力，声音低怯，心悸，气短，神疲体倦，时寒时热，非常容易感冒，面色皖白，舌质淡，舌苔淡白。

【主　　治】补心补肺气、调气活血、宣肺化痰。

【食　　补】桂圆、羊肉、狗肉、木耳、山药。

【药　　补】冬虫夏草、人参、党参、太子参、西洋参、黄芪等。

【常用方药】归脾合二陈汤、生脉散合参苏饮、生脉散合玉屏风散。

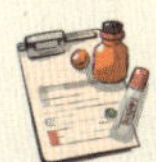

实用药膳方

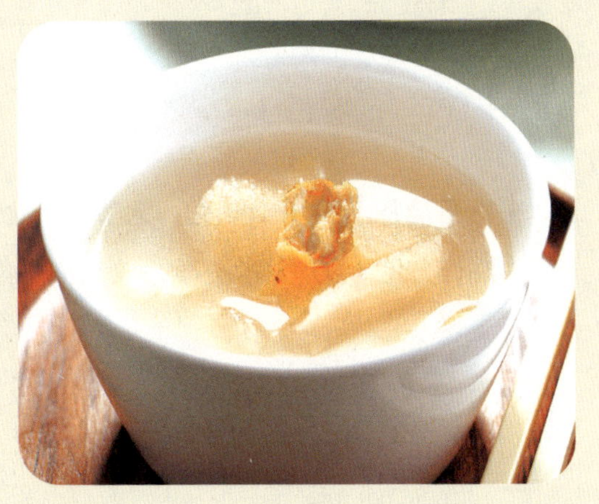

西洋参炖梨 >>>>>>

【材料准备】鸭梨1个，西洋参15克，川贝母9克，冰糖适量。

【制作方法】① 鸭梨洗净，

一切两半，挖去果核切块；西洋参、川贝母洗净备用。

② 所有原料放入炖盅内，加入 3 杯清水和冰糖，炖盅加盖，入锅用大火隔水炖 20 分钟即可。

【功　　效】本品具有生津止渴、补气养阴、止咳化痰等功效。但需要注意的是，寒湿中阻、中阳虚弱及湿热郁火的患者不建议食用。

黄芪党参粥 >>>>>>

【材料准备】黄芪、党参各 10 克，粳米 100 克，白糖适量。

【制作方法】① 黄芪、党参分别用清水洗净，用纱布包裹，放入锅中。

② 锅中注入适量清水，大火煮开，转至小火煮 30 分钟。

③ 粳米淘洗干净，放入锅中，待粥熟时加入适量的白糖拌匀，早晚服用。

【功　　效】补益心肺，健脾固表。有助于改善心肺气虚、心脾气虚的症状。

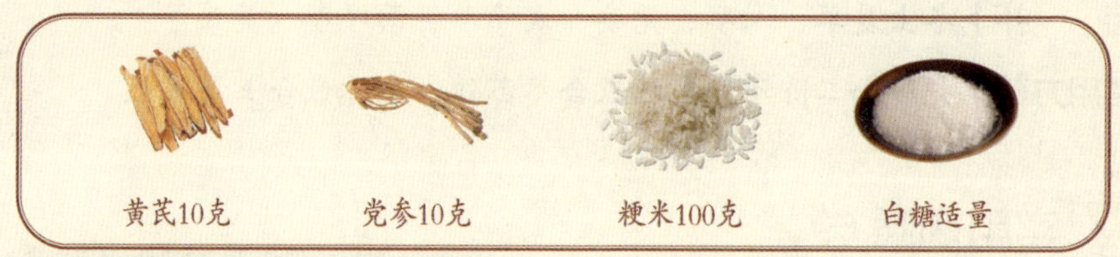

黄芪10克　党参10克　粳米100克　白糖适量

党参百合冰糖粥 >>>>>>

【材料准备】大米 100 克，党参、百合各 10 克，冰糖 8 克，葱花 2 克。

【制作方法】① 大米洗净，放入锅中熬煮。

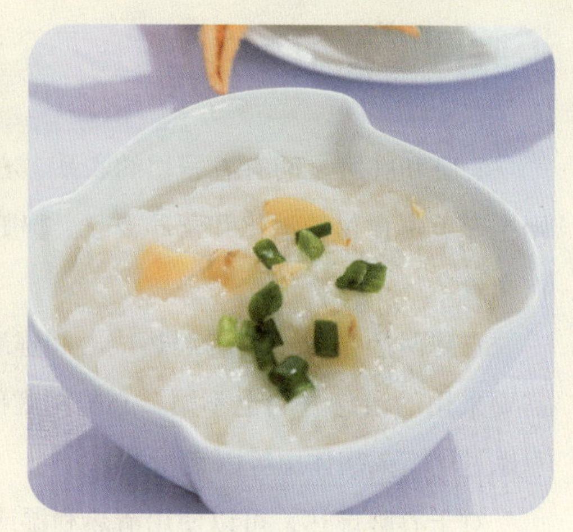

② 米煮到半熟时，将洗净的党参、百合一起放入锅中。加入冰糖，待粥熟后撒上葱花即可食用。

【功　　效】党参有补脾益肺、养血生津的作用，还有扩张血管，降低血压、血糖等功效；百合有润肺清心、定心安神的作用。此粥尤其适合老年人服用。

百合薏苡仁粥 >>>>>>

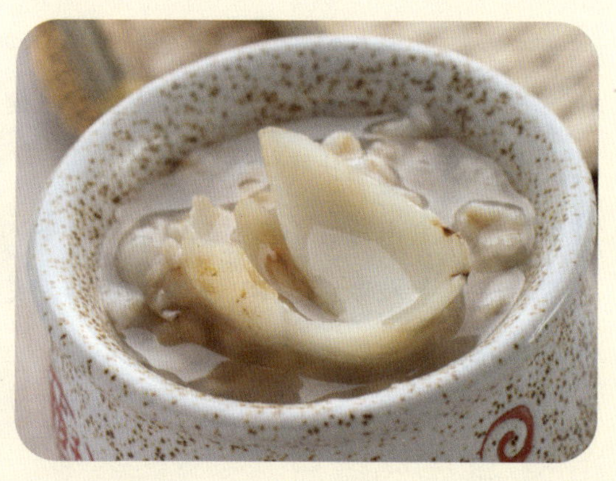

【材料准备】百合 10 克，薏苡仁 20 克，冰糖适量。

【制作方法】① 薏苡仁洗净，浸泡半小时后捞起沥干；百合洗净，削去边缘黑色部分备用。

② 锅置火上，注入清水，放入薏苡仁，用大火煮至米粒开花。

③ 放入百合、冰糖，改用小火煮至粥浓稠，即可食用。

【功　　效】养肺阴、润肺燥、降肺气、清火，对于肺阴虚、阴虚火旺引起的干咳无痰症状有缓解作用。

心脾两虚证治 >>>

心脏和脾脏之间有着密切的联系，心脏主要负责血液的循环，而脾脏则主要负责食物的消化和营养吸收。脾脏功能正常时，才可以保证心脏气血充盈。

心脾两虚是由于心脾虚热或心脾虚寒等原因引起的症状。病因不同，需要采用的治疗方法也不同。心脾两虚的原因多与体质虚弱、饮食不节、思虑过度、久病体虚等因素相关。

对于心脾虚热，可以使用清热利湿或健脾养心的中药，例如人参归脾丸、人参健脾丸或柏子养心丸等。而对于心脾虚寒，则需要采用温中散寒或益气的中药治疗，如附子理中丸等。

【表　　现】久咳不止，痰中带血；稍微运动就气喘、多汗；睡不踏实，容易做噩梦，平躺会使咳喘加剧；心慌气短，头晕，健忘；面色萎黄，神疲乏力；腹胀便溏等。

【主　　治】益气扶脾，养血宁心。

【食　　补】山药、羊肉、桂圆肉、大枣、百合、莲子等。

【药　　补】人参、黄芩、党参、白术、炙甘草、木香、当归、茯苓等。

【常用方药】归脾汤、补中益气丸等。

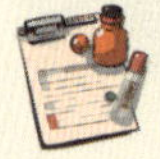

实用药膳方

黑米党参山楂粥 >>>>>>

【材料准备】黑米 100 克，党参 15 克，山楂、冰糖各 10 克。

【制作方法】① 黑米淘洗干净，用冷水浸泡 3 小时，捞起，沥干水分。

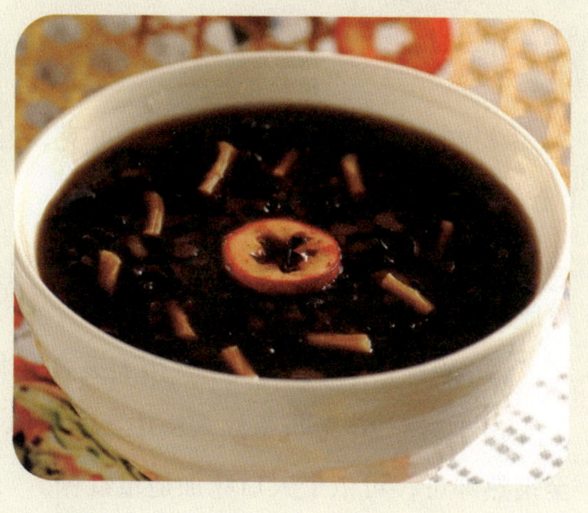

② 党参洗净、切片；山楂洗净，去核切片。

③ 锅内加入适量冷水，将黑米、山楂片、党参片放入锅中，先用大火烧沸，然后转小火煮45分钟，待米粥熟烂，调入冰糖（也可以用红糖，口味会更香甜）即可盛起食用。

【功　效】有补中益气、生津养血、健脾等功效，能够增强机体免疫力。

板栗桂圆粥 >>>>>>

【材料准备】大米50克，桂圆肉、板栗各10克，冰糖适量。

【制作方法】① 板栗去壳、去内皮洗净，切碎；桂圆肉洗净；大米洗净泡发。

② 锅置火上，注入清水，放入大米，用大火煮至米粒开花。

③ 放入板栗碎、桂圆肉，用中火煮至熟后，放入冰糖调味即可。

【功　效】板栗具有养胃健脾，补肾强筋，活血止血之功效；桂圆有补血安神、健脑益智、补养心脾的功效。

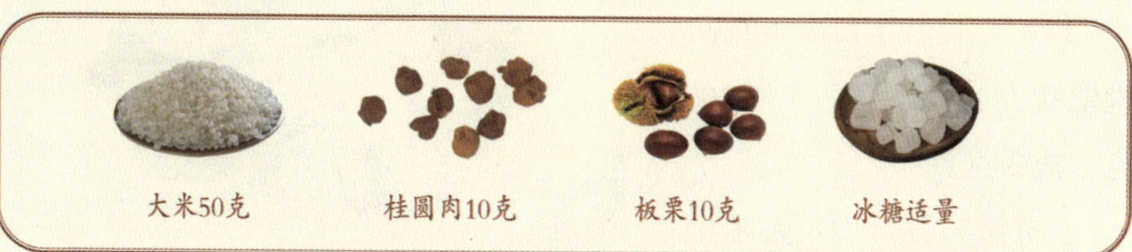

山药桂圆莲子芡实粥 >>>>>>

【材料准备】山药、大米各 100 克，桂圆肉、白扁豆各 60 克，莲子（干）、芡实、茯苓各 30 克。

【制作方法】① 将山药、莲子、芡实、白扁豆、茯苓放入破壁机，研碎成药粉备用。

② 锅中注水，放入大米，用大火煮至米粒开花。

③ 取 15~20 克药粉放入锅中，再放入 2~3 颗桂圆肉，改用小火续煮至粥熟即可，可依个人口味加适量红糖。

【功　　效】此粥具有养心安神、补肾健脾的功效。有助于改善脾虚腹泻、心脾两虚的症状。

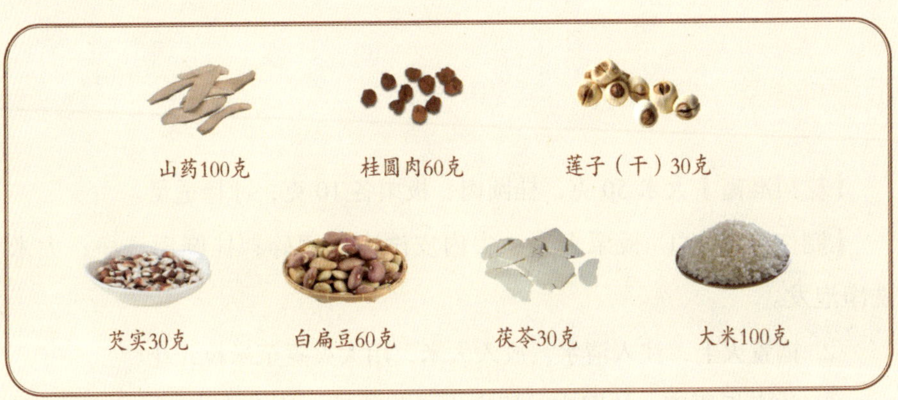

红豆枇杷粥 >>>>>>

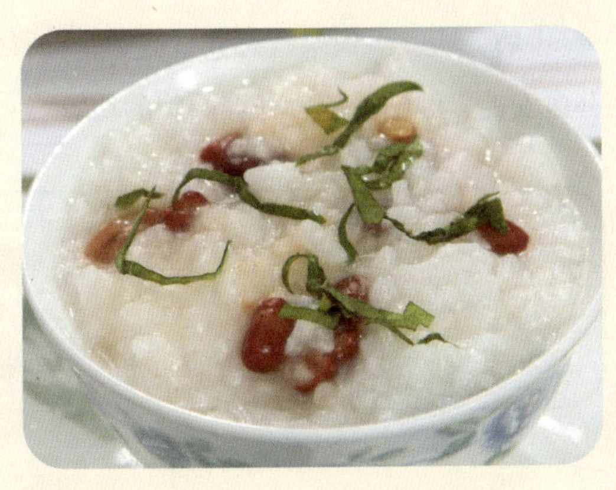

【材料准备】红豆 80 克，枇杷叶（干）15 克，大米 100 克，盐 2 克。

【制作方法】① 大米泡发洗净。枇杷叶略微浸泡，洗净，剪成丝。红豆泡发洗净。

② 锅置火上，倒入清水，放入大米、红豆，以大火煮至米粒开花。

③ 下入枇杷叶，再转小火煮至粥呈浓稠状，调入盐拌匀即可。

【功　　效】红豆有健脾生津、祛湿益气、养护心脏等功效，枇杷叶有化痰止咳、和胃止呕的功效。红豆、枇杷、大米合熬为粥，有清心养神、润肺止咳的功效。注意寒凉者忌食用本品。

肺脾气虚证治 >>>

肺和脾具有相生关系，一脏虚损会影响另外一脏，最终出现两脏皆虚的表现。脾肺气虚是脾气不足伴随肺气虚弱的病证，这种情况下，脾脏的消化和运化营养功能的功能受到影响，无法有效运化水谷精微，肺也失去了宣降调节气机和水液的能力。

这个病症通常是由于长期患有咳嗽或哮喘等慢性疾病，损伤了肺气，同时也影响了脾脏的功能。或者是因为饮食不规律，导致脾胃功能受损，无法有效吸收和运化营养，进而影响到了肺部的健康。

在治疗脾肺两虚时，需要分析患者的实际情况，确定偏重于脾虚还是偏重于肺虚，再对症医治。

【表　　现】久咳不止、咳痰清稀；晨起喷嚏频作、气虚而喘，食欲不振、腹胀便溏、面白无华、神疲乏力等。舌质淡白而胖大，苔多白润，脉象细弱。

【主　　治】补脾益肺，利湿化痰。

【食　　补】山药、芡实、莲子。

【药　　补】黄芪、党参、太子参、白术、百合、山药等。

【常用方药】六君子汤合二陈汤、香砂养胃丸、补中益气丸、玉屏风散。

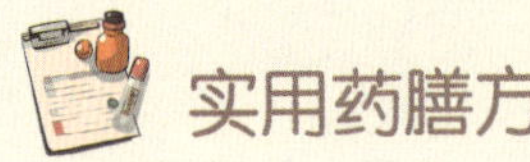

实用药膳方

红枣枸杞子鸡汤 >>>>>>>

【材料准备】鸡肉 300 克，红枣 30 克，枸杞子 20 克，党参少许，姜、葱、香油、盐、胡椒粉、料酒各适量。

【制作方法】① 鸡肉剁成块，汆去血水；红枣、枸杞子、党参洗净；姜切片；葱切段。

② 锅中注水，把所有材料放入锅中，加入料酒大火煮约 10 分钟。

③ 转小火炖至鸡熟烂，撒上盐、胡椒粉，再淋上香油即可。

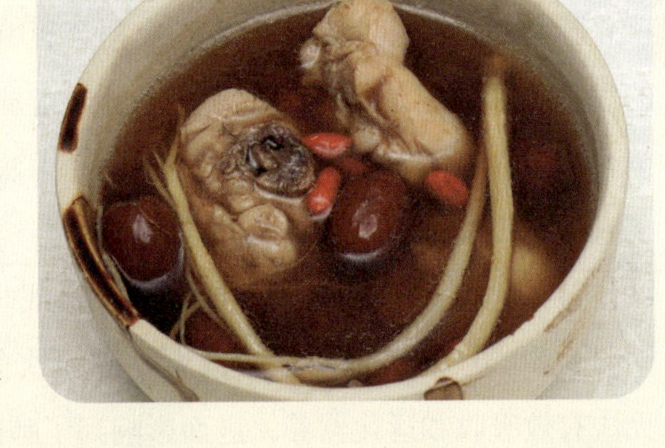

【功　　效】此汤可生精养血、补虚和胃，对胃虚食少、脾肺两虚、气血不足、心悸怔忡者有食疗效果。

莲子百合芡实排骨汤 >>>>>>>

【材料准备】猪排骨段 200 克，莲子、芡实、百合各 15 克，盐 3 克。

【制作方法】① 猪排骨段洗净，汆去血水；莲子去心，洗净；芡实洗净；百合洗净，泡发。

② 猪排骨段、莲子、芡实、百合一起放入砂锅中，注入清水，大火烧沸。转小火煲 2 小时，加盐调味即可。

【功　　效】本品适宜由肾虚引起的早泄、阳痿患者食用。

猪排骨段200克
莲子15克
芡实15克
百合15克
盐3克

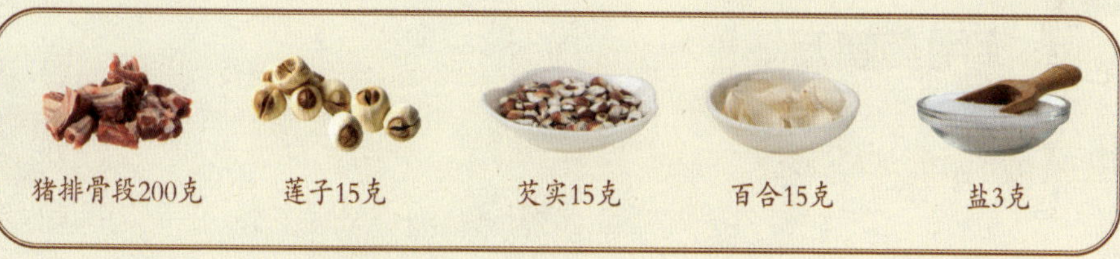

肺肾阴虚证治 >>>

肺肾阴虚是指肺肾阴液亏虚引起的虚热证候，患者会同时出现肺阴虚和肾阴虚的症状。肺通调水道，肾主水；肺主呼吸，肾主纳气。肺与肾的关系，主要表现在水液代谢和呼吸运动两个方面。

肾精不足，导致虚火内生，影响肺和肾功能，如果肺气长期虚弱，长期的疾病会波及肾脏，这些情况都可能导致肾脏无法正常吸收气体，进而表现为呼吸急促、呼吸浅表、呼吸频繁等症状。造成肺肾阴虚的原因有房劳过度，久咳久喘或过多地进食温燥食物或补品等。

【表　　现】干咳痰少、咯血、消瘦、腰膝酸软、骨蒸潮热、颧红、口干咽燥、声音嘶哑、盗汗、舌红少苔、脉象细数。女性月经量少；男性常性欲旺盛，遗精。

【主　　治】滋肾养肺，润肺止咳。

【食　　补】海带、紫菜、燕麦、银耳、枸杞子、芝麻、百合、大枣、黑木耳、花生仁、核桃仁。

【药　　补】沙参、百合、麦冬、地黄、黄精等。

【常用方药】麦味地黄汤、麦味地黄丸、定喘汤、河车大造丸。

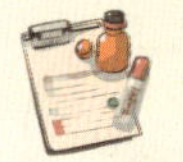

实用药膳方

虫草母鸭汤 >>>>>>

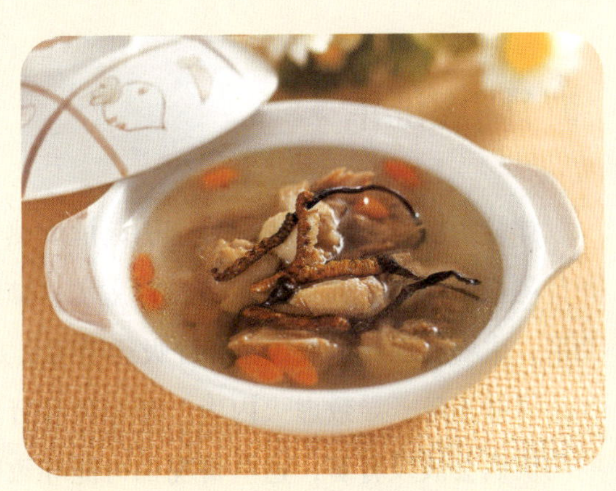

【材料准备】冬虫夏草5克，新鲜肥母鸭1只，陈皮末、枸杞子、冰糖、盐各适量。

【制作方法】① 冬虫夏草、枸杞子用清水稍微浸泡，洗净。

② 母鸭收拾干净，斩块，焯去血水，然后捞出。

③ 鸭块与冬虫夏草、枸杞子、冰糖一同放入锅中，加水用大火煮开，再转用小火炖软。

④ 加入陈皮末、盐调味即可。

【功　　效】本品具有滋阴补肾，润肺止咳的作用，有助于改善肺肾阴虚、久病痨咳症状。

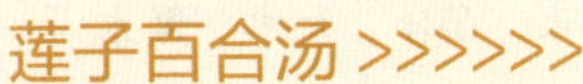

莲子百合汤 >>>>>>

【材料准备】百合6克，莲子3克，黑豆10克，鲜椰汁、冰糖适量。

【制作方法】① 莲子洗净，先用热水浸泡半小时，再煲煮15分钟，倒出冲洗；百合浸泡，洗净；黑豆洗净，用热水浸泡1小时以上。

② 水烧滚，下黑豆，用大火煲半小时。

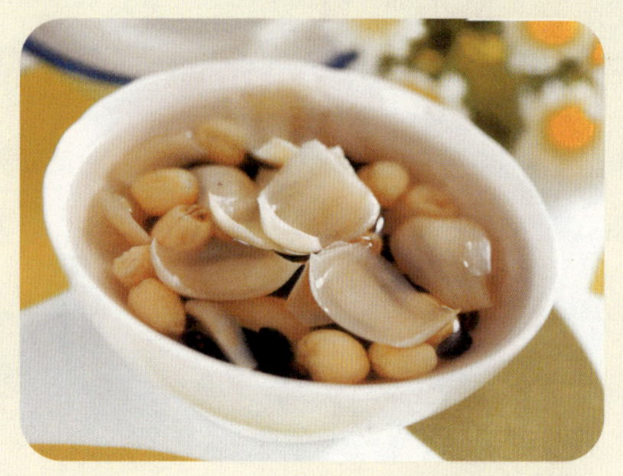

③ 下入莲子、百合，中火烧开，转小火煲1小时。

④ 下入冰糖，待溶，再加入椰汁即成。

【功　　效】本品补肾润肺，清热润肺的作用，可以帮助缓解肺热造成的咳嗽症状。

红豆核桃粥 >>>>>>

【材料准备】红豆30克，核桃仁20克，大米70克，白糖3克。

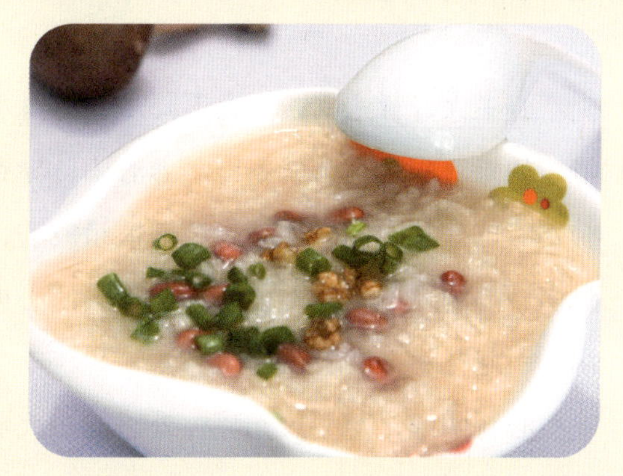

【制作方法】① 大米、红豆均泡发洗净，核桃仁洗净。锅置火上，倒入清水，放入大米、红豆同煮至开花。

② 加入核桃仁煮至浓稠状，调入白糖拌匀即可。

【功　　效】补肾固精、润肺止咳、健脾止泻、益气养血的功能。

猪肚槟榔粥 >>>>>>

【材料准备】白术、槟榔各10克，猪肚80克，大米120克，姜末少许，盐、鸡精、葱花适量。

【制作方法】① 大米淘净，浸泡半小时至发透，猪肚洗净切条，白术、槟榔洗净。

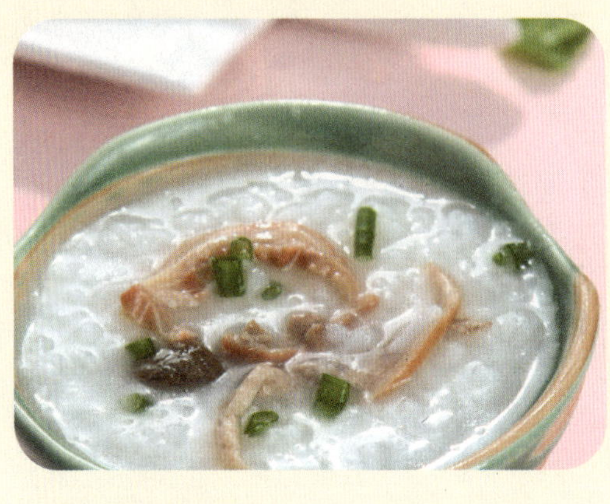

② 锅中注水，放入大米，旺火烧沸，下入猪肚、白术、槟榔、姜末，转中火熬煮。

③ 待粥将成时，调入盐、鸡精，撒上葱花。

【功 效】补益中气、消积和胃、健脾散滞。用于中老年人消化功能减退，也可用于脾胃虚弱、气滞食积所致的腹胀纳呆，排便不爽，肢体困倦等。

心肾阴虚证治 >>>

心主火，肾主水，心火下降于肾，肾水上济于心，心肾相交，水火相济。如果肾阴亏虚，就不能滋养心阴，导致心阴不足，出现失眠多梦，心神不宁的症状。同样，如果长期情绪波动、思虑过度等原因导致心血损耗过多，心阴血不足，不能制约心阳，使心火旺盛，也会使火热之邪灼伤肾阴，引起肾阴不足。

心肾阴虚多与心火亢盛、外感温热火邪、过多服用温燥劫阴之品、房事不节等因素相关。

【表 现】心悸健忘、虚烦难眠、腰膝酸软、身体潮热、头晕耳鸣、性欲虚亢、便秘等。舌红无苔，脉细数。

【主 治】滋肾养心，清热育阴。

【食 补】鸡蛋、豆浆、牛奶、干贝、红枣、小米、糯米、苹果、香蕉、猪肝、鸭血。

【药 补】熟地黄、枸杞子、龟甲胶、女贞子、石斛、黄精、沙参等。

【常用方药】黄莲阿胶鸡子黄汤、合酸枣仁汤、左归丸、麦味地黄丸，六味地黄丸。

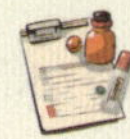

实用药膳方

枸杞子猪心汤 >>>>>>

【材料准备】枸杞子 50 克，川芎 15 克，猪心 200 克，香菜叶、姜丝少许，花生油、淀粉、盐各适量。

【制作方法】① 枸杞子、川芎洗净。

② 猪心切开，洗净后切片，用花生油、淀粉、盐、姜丝腌渍 30 分钟。

③ 锅中注水，煮沸后放入川芎、猪心片，煮至猪心片熟烂后放入枸杞子和香菜叶，再加盐调味即可。

【功　　效】本品具有补心安神、滋补肾阴、散寒除痹、活血止痛的功效。可改善由心阴虚所导致的心悸、心烦失眠等症状。

枸杞子炖甲鱼 >>>>>>

【材料准备】枸杞子、熟地黄各 20 克，红枣 5 颗，甲鱼 300 克，盐适量。

【制作方法】① 甲鱼宰杀后洗净；枸杞子、熟地黄洗净；红枣洗净去核。

② 锅置火上，加适量水，大火将水煮开，再将熟地黄、红枣、甲鱼一

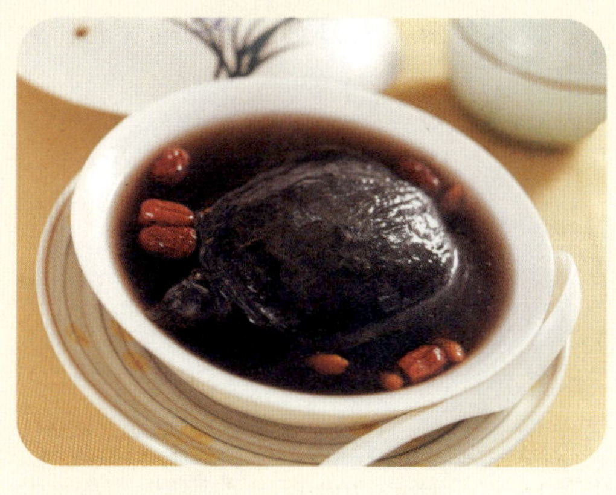

起放入锅中，以小火炖 2 小时。

③ 将枸杞子放入，再放盐调味，煮 10 分钟即可。

【功　　效】此汤具有补肝明目、填精补髓、滋阴补肾的功效。对于肝阴亏虚、心肾阴虚有很好的调理作用。

薄荷绿豆粥 >>>>>>

【材料准备】绿豆 50 克，薄荷 10 克，粳米 250 克，冰糖 2 大匙。

【制作方法】① 绿豆、薄荷、粳米淘洗干净；薄荷用纱布袋装好。

② 绿豆、薄荷袋、粳米放入锅内，加清水适量，用旺火烧沸后，转用小火煮至米烂成粥，拣出薄荷袋。

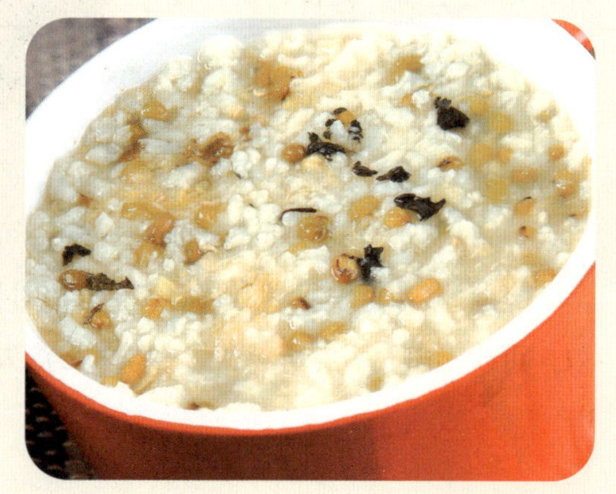

③ 将冰糖放入锅内，加少许水，用小火熬成冰糖汁，倒入粥内，搅拌均匀即可。

【功　　效】养阴清热，对于阴虚导致发热及暑热伤津等症状有缓解作用。

枸杞子牛膝小米粥 >>>>>>

【材料准备】枸杞子、牛膝各 15 克，小米 100 克。

【制作方法】① 将枸杞子洗净，去杂质，用清水浸泡至软；牛膝洗净，润透，切 3 厘米长的段；待用。

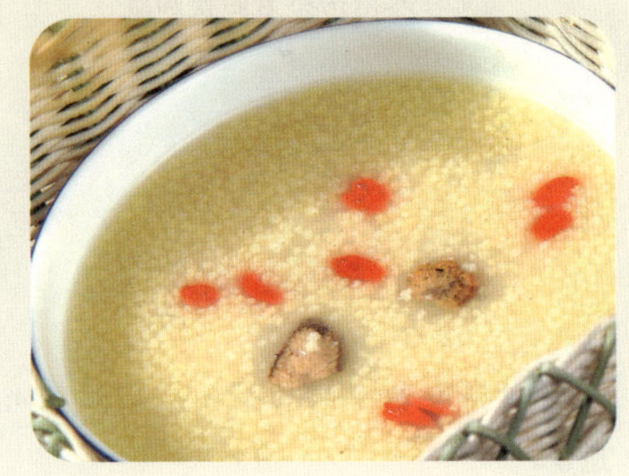

② 小米用清水反复淘洗干净，除去其杂质、泥沙，备用。

③ 将小米、枸杞子、牛膝放入炖锅内，加清水 800 克，置旺火烧沸，用小火煮 30 分钟即成。

【功　　效】这道粥有养阴养营，补肾养心的功效。牛膝可以补肝肾，强筋骨，逐瘀通经，引血下行。小米有和中、益肾、除热、解毒之功效。

心肾阳虚证治 >>>

心肾阳虚是指心脏和肾脏的阳气不足，导致气血运行不畅，水液无法代谢，从而引起心悸、水肿等症状的虚寒证候。这种证候通常表现为胸部不适。

由于心肾阳虚患者由于存在心阳、肾阳不足，所以可能会导致机体温煦功能下降，从而出现畏寒等症状。心肾阳虚主要由年老体衰、久病失养等因素所致。

【表　　现】心悸怔忡，形寒肢冷，腰膝酸冷，唇甲青紫，小便不利，神疲乏力。舌质淡紫，苔白滑，脉象弱等。

【主　　治】扶阳补心，温肾利湿。

【食　　补】桂圆、核桃仁、牛奶、羊肉、公鸡肉等。

【药　　补】茯苓、桂枝、五味子。

【常用方药】归脾丸、附中理中汤、瓜蒌薤白半夏汤，葶苈大枣泻肺汤、参附汤合右归饮加减。

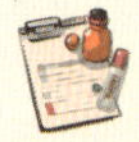

实用药膳方

白芍红豆鲫鱼汤 >>>>>>

【材料准备】鲫鱼1条（约350克），红豆500克，白芍10克，盐适量。

【制作方法】① 鲫鱼收拾干净；红豆洗净，放入清水中泡发。

② 白芍用清水洗净，放入锅内，加水煎10分钟，取汁备用。

③ 另起锅，放入鲫鱼、红豆及白芍药汁，加适量水，炖至鱼熟豆烂，再加盐调味即可。

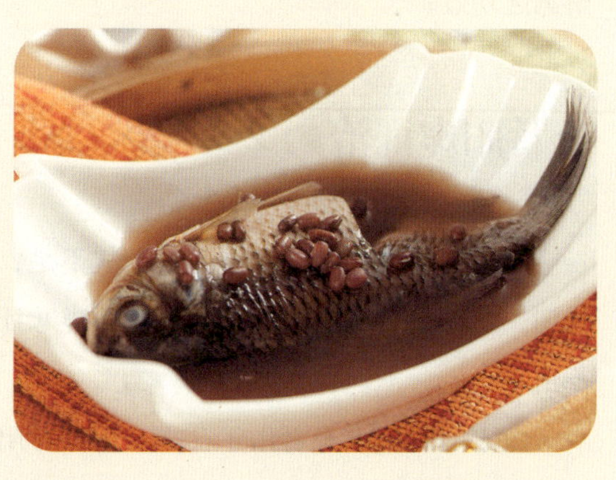

【功　　效】此汤有助于疏肝止痛、利水消肿、健脾除湿、养心安神，对于脾虚及心肾阳虚有很好的调理作用。

杜仲羊肉萝卜汤 >>>>>>

【材料准备】羊肉200克，杜仲15克，白萝卜50克，胡椒粉、料酒、姜片各适量。

【制作方法】① 羊肉洗净，切块，氽去血水；白萝卜洗净，切块。

② 杜仲同羊肉块、白萝卜块、料酒、胡椒粉、姜片一起下锅，加水烧

沸后小火炖 1 小时即可。

【功　　效】本品能温阳散寒、养血养心，对肾阳虚引起的腰痛、畏寒怕冷、筋骨无力、阳痿、精冷不固、小便频数等症状均有改善作用。

羊肉200克
杜仲15克
白萝卜50克
胡椒粉适量
料酒适量
姜片适量

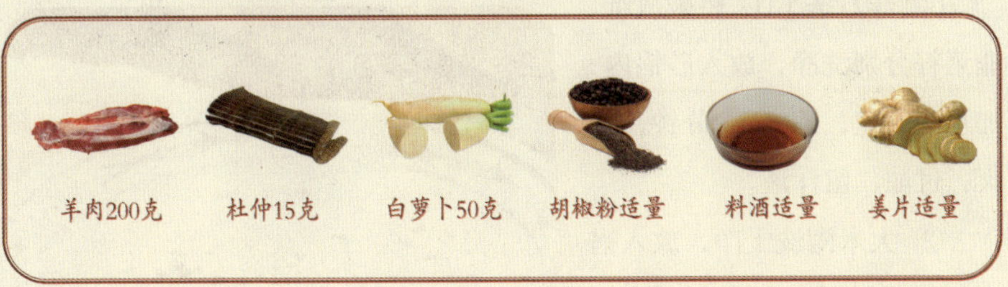

杏仁核桃糕 >>>>>>

【材料准备】面粉 400 克，杏仁、核桃仁各 25 克，泡打粉 5 克，植物油 30 克，蛋清 75 克，白糖 50 克，猪油适量。

【制作方法】① 蛋清、白糖打发，将猪油和植物油加入继续搅拌均匀，加入过筛面粉和泡打粉，搅好后加入杏仁、核桃仁，拌匀后取出。

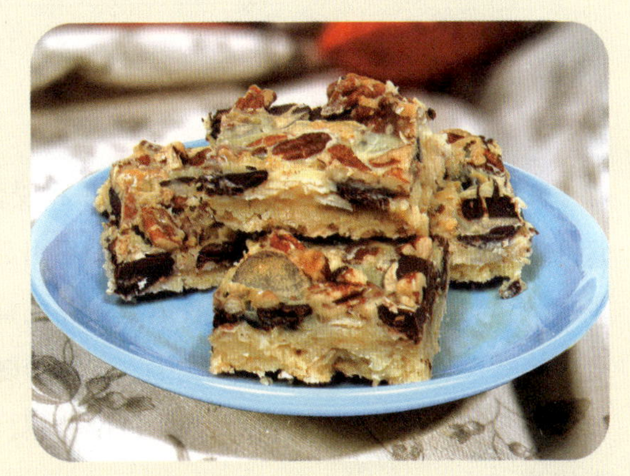

② 打好的原料放在方盘中入蒸箱蒸制 40~50 分钟。

【功　　效】滋补肾精，润肠通便，养血营心。

破故纸韭菜籽粥 >>>>>>

【材料准备】破故纸 15 克，韭菜籽 20 克，大米 150 克，冰糖适量。

【制作方法】① 将破故纸、韭菜籽分别洗净，放入砂锅内，加水 400 克，煎煮 25 分钟，停火，过滤，留汁液。

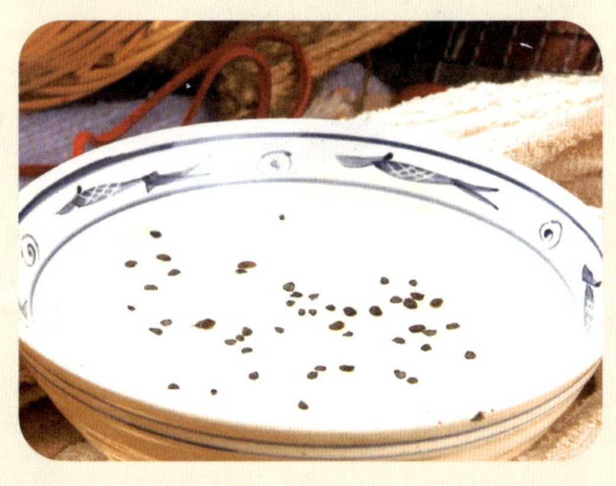

② 大米淘洗干净，放入锅内，加入汁液，再加清水 300 克，置旺火上烧沸，再用小火煮 35 分钟，加入冰糖即成。

【功　　效】调气养神，补肾壮阳，固精止遗，暖胃健脾。对于阳虚所致的腰背冷痛等症状有缓解作用。

脾肾阳虚证治 >>>

脾肾阳虚主要由体质虚弱导致的寒邪侵袭、长期疾病消耗脾肾阳气、长期泄泻、其他脏腑虚弱累及脾肾等因素引起。脾虚导致阳气不足，常表现为肠胃功能失调，可能出现腹泻或便秘的症状。在吸收不良综合征、溃疡性结肠炎、习惯性便秘等疾病中，常常伴随或是由脾肾阳虚引发的。脾肾阳虚多与饮食不当、情志不和、过度劳累、气血不足、生活不规律等因素相关。

【表　　现】食欲减退，口干口渴、腰膝酸软、便秘或腹泻、夜尿多，或有全身水肿，舌质红少苔等。

【主　　治】扶脾补肾，温中固摄。

【食　　补】红枣、芡实、山药、核桃、黑芝麻等。

【药　　补】附子、白芍、白术、干姜、茯苓、桂枝、党参、炙甘草、巴戟天、仙茅、阳起石等。

【常用方药】附子理中汤、温肾扶脾汤、附子理中丸、桂附地黄丸、济生肾气丸。

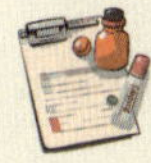

实用药膳方

人参五味粥 >>>>>>

【材料准备】人参、五味子、麦冬各 10 克，粳米 150 克，白糖 25 克。

【制作方法】① 人参润透，麦冬砸扁，去内梗，洗净；五味子洗净，去杂质；粳米淘洗干净。

② 粳米、人参、五味子、麦冬同放砂锅内，加清水 800 毫升，置旺火上烧沸，再用小火煮 35 分钟，加入白糖搅匀即成。

【功　　效】有生津止渴，滋阴补肾，润肺止咳，补气养血的功效。可用于治疗脾虚咳嗽、中气下陷、面色萎黄、盗汗、四肢无力、心神不宁、失眠、多梦、健忘、食欲不振、呼吸短促、烦躁、神经官能症、慢性腹泻、手脚心发热等症状。

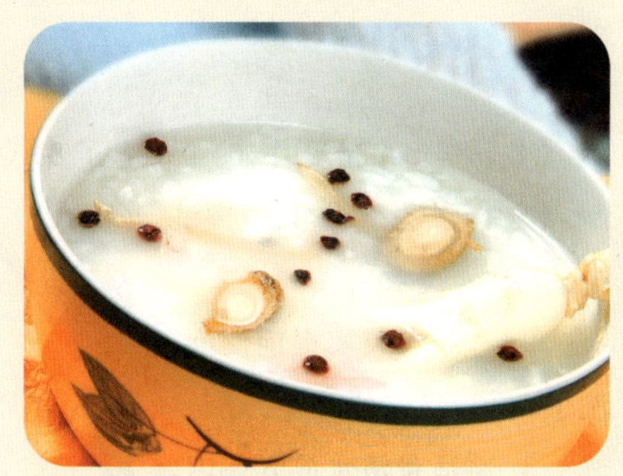

玉米须瘦肉汤 >>>>>>

【材料准备】猪瘦肉 150 克，怀山药 40 克，玉米须 5 克，扁豆 10 克，蜜枣 2 颗，盐适量。

【制作方法】① 猪瘦肉洗净，切厚片。

② 玉米须、蜜枣洗净；怀山药、扁豆浸泡 1 小时，洗净。

③ 把适量清水煮沸，放入以上所有材料煮沸后改文火煲 1 小时，加盐调味即可。

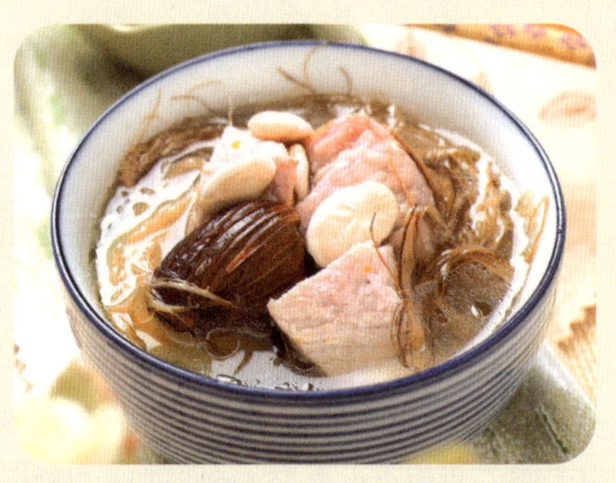

【功　　效】健脾补肺、益精固肾等功效，对于疲乏无力、食欲不振、消化不良、慢性腹泻、遗精盗汗等症状有缓解作用。

莲子芡实瘦肉汤 >>>>>>

【材料准备】猪瘦肉 500 克，莲子 80 克，芡实 50 克，盐适量。

【制作方法】① 猪瘦肉洗净，切块，飞水。

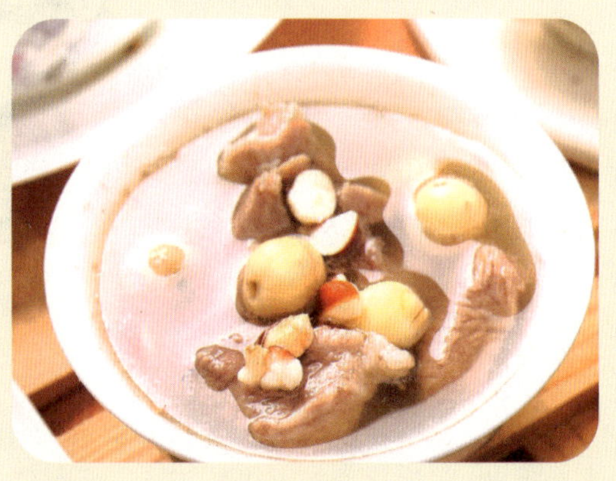

② 莲子、芡实提前浸泡，洗净。

③ 将适量清水放入煲内，煮沸后加入以上材料，猛火煲滚后改用慢火煲 2 小时，加盐调味即可。

【功　　效】此方适合腹泻，脾胃虚弱型。症见大便时溏时泻，进油腻之物则便数增多。

山药枣荔粥 >>>>>>

【材料准备】大米 100 克，干荔枝肉 、怀山药各 30 克，莲子、红枣各 10 克，冰糖适量，葱花、盐少许。

【制作方法】① 大米淘洗干净，用清水浸泡。干荔枝肉、莲子略微浸泡。怀山药去皮、洗净切小块；红枣洗净，去核备用。

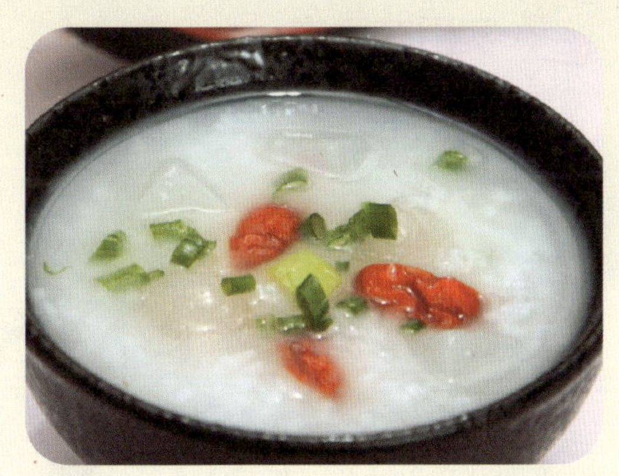

② 锅置火上，注入清水，放入大米煮至八成熟。

③ 放入荔枝、怀山药、莲子、红枣煮至米软烂，放入适量冰糖（如果是糖尿病患者，可以换成葱花，加少许盐调味）熬融后调匀。

【功　　效】温肾补脾，对于脾肾阳虚轻症及中老年人脾肾虚衰导致腹泻等症状有缓解作用。

肝脾虚损证治 >>>

中医认为肝属木，脾属土，而五行的生克关系中，木克土，反映到五脏的关系上即为肝克脾。当肝脏生病时，经常会出现肝气横逆乘脾，进而导致脾胃的功能可能也受到一定的影响，从而出现肝和脾胃同时生病的情况。

【表　　现】食欲减退、乏力、头晕目眩等。

【主　　治】疏肝理脾。

【食　　补】胡萝卜、桂圆、红豆。

【药　　补】柴胡、白芍、砂仁、甘草、当归、茯苓、白术、生姜、薄荷、木香、陈皮等。

【常用方药】逍遥散、养肝扶脾汤、理中汤合四逆散、香砂养胃丸。

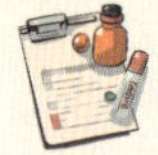

实用药膳方

麦芽糖饮 >>>>>>

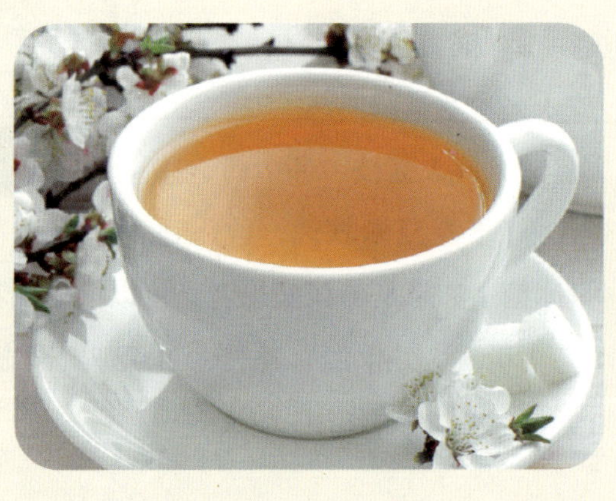

【材料准备】麦芽糖，温开水适量。

【制作方法】麦芽糖 15 克，用适量温开水冲化，饭后 1 小时左右服用，每天 2~3 次。

【功　　效】益胃养肝，疏肝润肺。对于虚寒胃痛、肺胃津虚等症有调理作用。糖尿病患者忌服。

黄芪猪肚汤 >>>>>>

【材料准备】猪肚 250 克，银耳 100 克，黄芪 25 克，盐适量，砂仁 10 克。

【制作方法】① 银耳以冷水泡发，去蒂，撕成小块；黄芪、砂仁洗净备用。

② 猪肚刷洗干净，焯水，切片。

③ 猪肚、银耳、黄芪、砂仁放入砂锅内，大火烧沸后再以小火煲 2 小时，加盐调味即可。

【功　　效】黄芪、猪肚均有补气健脾之效；砂仁可以化湿止呕；银耳可以滋阴益胃。

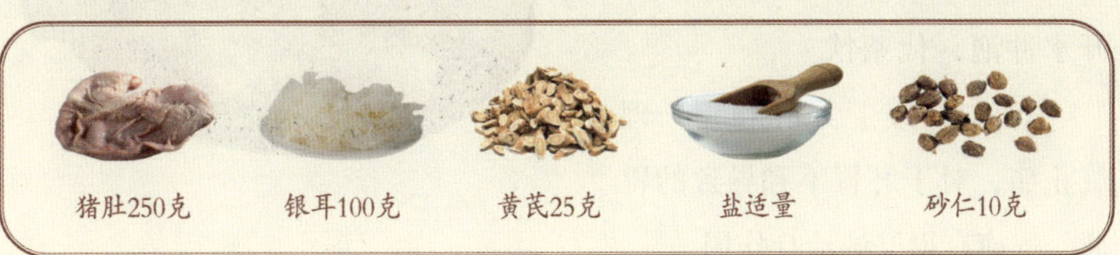

糖渍柠檬水 >>>>>>>

【材料准备】鲜柠檬 250 克，白砂糖 250 克。

【制作方法】① 新鲜柠檬用清水洗净，用盐把柠檬的表皮揉搓清洗，以去除果蜡。

② 将柠檬切片备用。

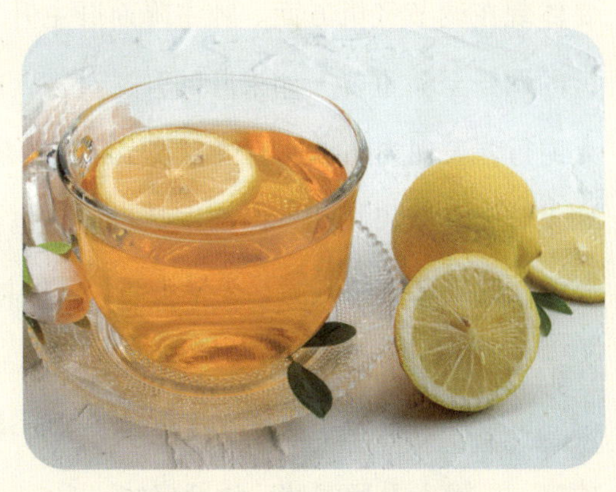

③ 取一只干净的密封罐，底部先铺一层白糖，再铺一层柠檬片。一层白糖一层柠檬片，最上面用白糖把柠檬片完全盖住。盖上盖子，放在阴凉处，放置一周左右，待白糖基本溶化成水，成为柠檬汁。

④ 饮用的时候取一两片柠檬，倒入温开水，冲泡即可饮用。

【功　　效】生津止渴，缓肝和胃，对于肝火犯胃、肝胃不和、肺胃津虚等症有很好的缓解作用。注意脾胃虚寒，胃痛胃酸者忌服。

佛手饮 >>>>>>

【材料准备】佛手（干品）5克，开水适量。

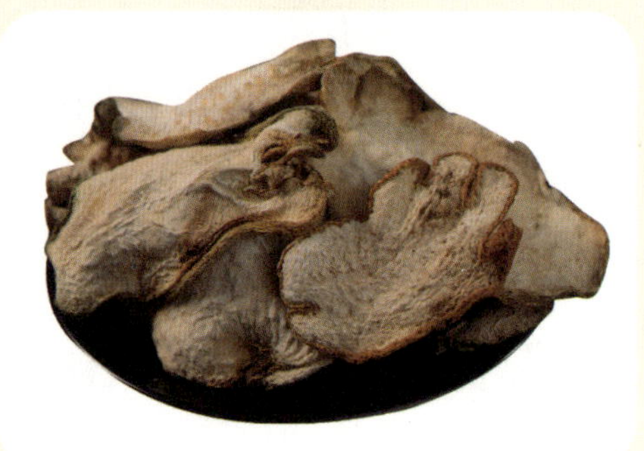

【制作方法】取一只茶碗或玻璃杯，放入佛手，加入适量开水冲泡，代茶饮。

【功　　效】舒肝和胃，理气止痛，对于肝胃不和导致的胃痛、气痛有很好的治疗作用。

肝肺阴虚证治 >>>

肝肺阴虚火旺是由于肝肺阴液亏虚，虚热内扰所致。肺与肝的关系主要体现在调节气机方面。肺主降而肝主升，二者相互协调，对全身气血运行的调畅至关重要。如果肝的升逆过甚，或者肺的降不及时，就会导致气火逆行，表现为咳嗽逆上气，甚至咯血等病理现象，称为肝火犯肺。反之，如果肺失其清肃功能，内部湿热过盛，也会影响到肝的条达作用，导致咳嗽的同时出现胸胁胀满、头晕头痛、面红目赤等症状。

【表　　现】咳嗽、咯血，以及两目干涩、视物昏花、口燥咽干、五心烦热、盗汗等。舌质瘦小，苔黄小津，脉象细数。

【主　　治】养肝润肺，清肝宁咳。

【食　　补】百合、雪梨、银耳、白萝卜。

【药　　补】沙参、熟地、当归、白芍、茯苓、石斛、柴胡、玉竹、丹皮、百合、麦冬等。

【常用方药】养阴清肺汤合一贯煎加减、加减地黄丸、麦味地黄丸等。

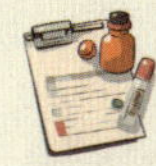

实用药膳方

冬瓜苦瓜脊骨汤 >>>>>>

【材料准备】猪脊骨 750 克，冬瓜 500 克，苦瓜 300 克，蜜枣 5 颗，生姜、料酒、盐适量。

【制作方法】① 猪脊骨洗净，剁成块；冬瓜洗净，去瓤，切块；苦瓜去瓤，切大约 4 平方厘米大小的片；姜切片备用。

② 猪脊骨冷水下锅，放入料酒、姜片，焯烫出血水，捞出冲净；

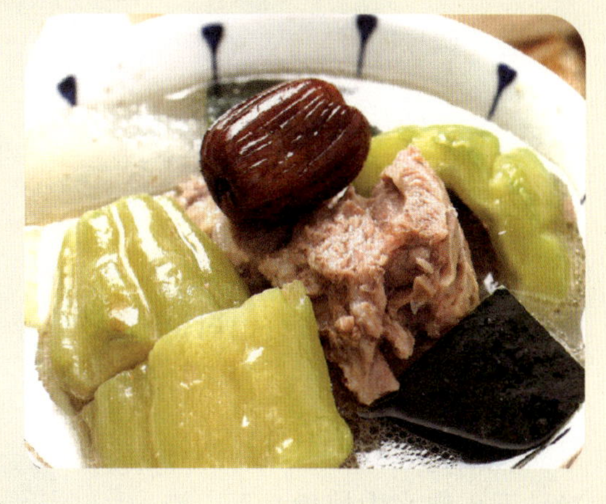

③ 另起砂锅，下猪脊骨，倒入适量开水，下入姜片，中火炖制约 50 分钟。

④ 砂锅中下入冬瓜块、苦瓜片、蜜枣，转小火煲约 10 分钟，加入适量盐调味，装碗即可食用。

【功　　效】这道汤品清肝益胃、生津润肺、补气益精，止渴消暑。对于肝胃阴虚、肝肺阴虚所引起的口干口苦、五心烦热等症状有缓解的作用。

生地粥 >>>>>>

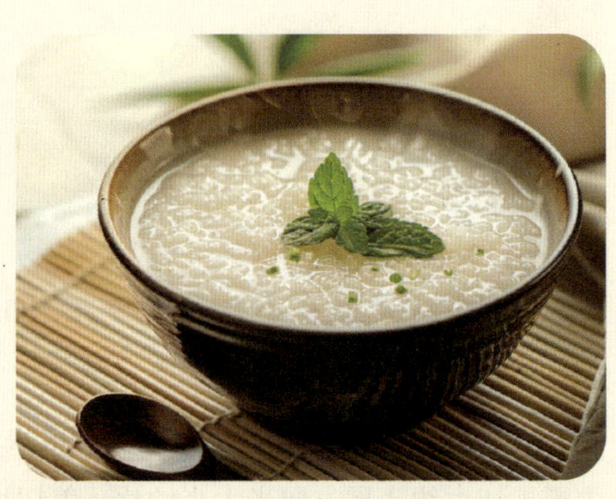

【材料准备】大米100克，糯米50克，生地黄（干品）15克，葱花、白糖适量。

【制作方法】① 生地黄洗净，用水略微浸泡，再次加水入砂锅中煮30分钟。

② 捞出药渣，锅中留汁液。

③ 将大米、糯米放入砂锅中，大火烧开转小火，煮至粥熟，放入适量糖、葱花调味即可。

糯米银耳粥 >>>>>>

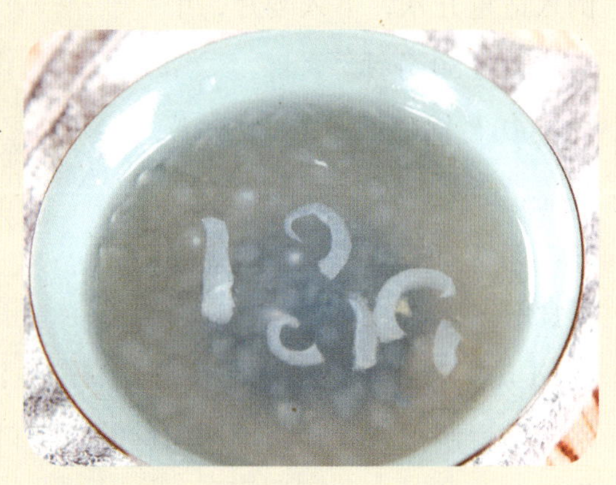

【材料准备】糯米150克，银耳100克，桂花少许，白糖20克，水淀粉适量。

【制作方法】① 将糯米洗净，下入沸水中焯烫一下，捞出，用清水过凉后漂洗干净；银耳用开水泡发后捞出，择洗干净备用。

② 坐锅点火，加入适量清水，放入银耳、白糖，用旺火烧沸后加入糯米，待再次煮滚后，用水淀粉勾芡，撒入桂花调匀即成。

【功　　效】生津化浊，润肺益气，对于肝肺阴虚导致的牙痛等阴虚火旺盛症有缓解作用。

白玉珍果粥 >>>>>>

【材料准备】大米 100 克，百合、枸杞子各 10 克，白果、黄瓜各 15 克，白糖适量。

【制作方法】① 大米淘洗干净；百合、白果略微浸泡；黄瓜洗净，切成碎末备用。

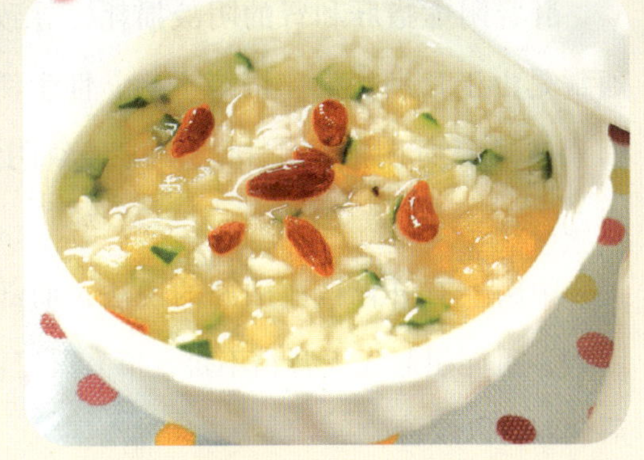

② 电饭煲中放入大米、百合、枸杞子、白果，加适量水，将以上食材煮成粥。

③ 出锅前加入白糖、黄瓜碎即可食用。

【功　效】百合性微寒，归肺、心经，有养阴润肺、清心安神等功效；枸杞子性平，归肝、肾经，能滋补肝肾、益精明目。两者煮粥食用有助于缓解阴虚燥咳、失眠多梦等症状。

百合枸杞子萝卜粥 >>>>>>

【材料准备】大米 100 克，白萝卜 50 克，百合 20 克，枸杞子 5 克。

【制作方法】① 将大米淘洗干净，用清水浸泡 1 小时；百合去黑根，洗净，放入清水中浸泡 5 小时；白萝卜去皮，洗净，切成 3 厘米见方的薄片。

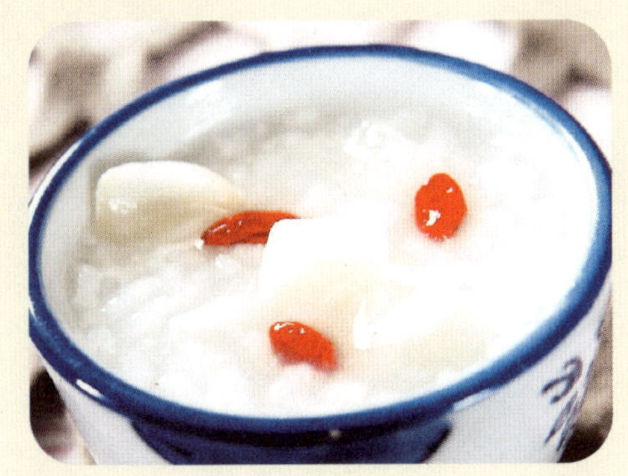

② 砂锅上火，加入适量清水，先放入大米、白萝卜片、百合、枸杞子旺火烧沸，再转小火熬煮 35 分钟，即可装碗上桌。

【功　　效】养心安神，润肺止咳，清肝益胃。有助于改善肝肺阴虚引起的燥热症状。

肝肾阴虚证治 >>>

肝肾阴虚指肝和肾的阴液损耗，导致体内出现虚热内扰的症状。这通常是由于长期疾病、情绪不稳、性生活过度或长期暴露于温热环境等因素造成肝肾阴液的消耗。阴虚导致阴阳失衡，进而引起内部的虚热扰动。

中医上有肝肾精血同源的说法，而部分人群由于母体不足、早产等因素，可能引起先天肾精不足，可有肝肾阴虚的表现，这类人群可以通过后调养得以改善。

【表　　现】腰酸胁痛、眩晕、耳鸣、遗精，眼花、目干、易疲劳、肢麻、不孕、头发及牙齿干枯不荣、女子月经不调、失眠多梦等。

【主　　治】滋肾养肝。

【食　　补】黑枸杞子、山药、甲鱼、葡萄、白梨、黑芝麻、动物内脏、菠菜、胡萝卜、鸡肉、桑椹、燕麦片、香菇、番茄等。

【药　　补】熟地黄、山茱萸、枸杞子、旱莲草、决明子等。

【常用方药】归芍地黄汤、知柏地黄丸、杞菊地黄丸。

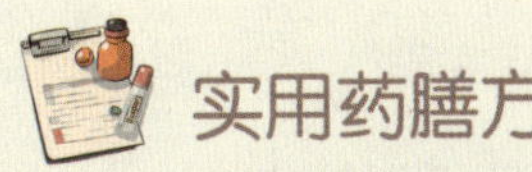

实用药膳方

何首乌黄精肝片汤 >>>>>>

【材料准备】何首乌 10 克，黄精 5 克，猪肝 200 克，胡萝卜、葱各 1 根，鲍鱼菇 6 片，姜 1 小块，豆苗少许，盐适量。

【制作方法】① 药材和食材均洗净。

② 胡萝卜切块，豆苗、葱切段；鲍鱼菇焯水后备用；姜切片；何首乌、黄精煎水，去渣留汁。

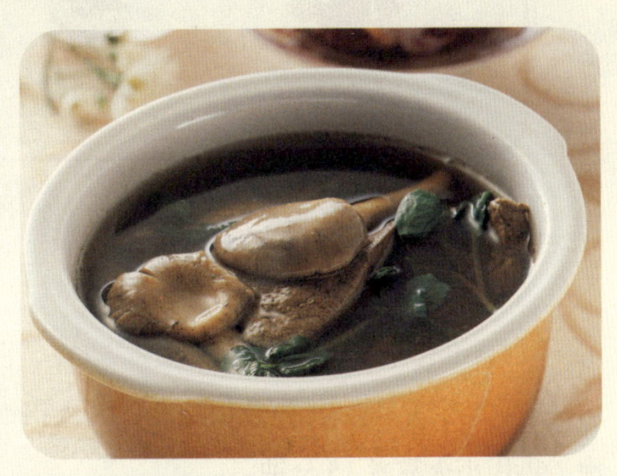

③ 猪肝切片，焯去血水。

④ 药汁放入锅中煮开，再将所有食材放入锅中，加盐煮熟即成。

【功　　效】此汤可以补肾养肝、乌发防脱、补益精血。猪肝可以换成鸡肝、鸭肝等，经常食用可以缓解肝肾阴虚症状。

枸杞子鸡肾粥 >>>>>>

【材料准备】鲜鸡肾 1000 克，粳米 50 克，枸杞子 10 克，陈皮 1 片，生姜、盐适量。

【制作方法】① 粳米洗净；枸杞子、生姜分别洗净，生姜切成片；鲜鸡肾剖开，去除筋膜并洗净切碎。

② 所有材料放入锅中，加适量水，煮 30 分钟至米粒熟烂。

③ 加入盐、陈皮再煮 10 分钟即可。

【功　　效】滋肾养肝，有助于缓解目视不明、眼睛干涩等症状。

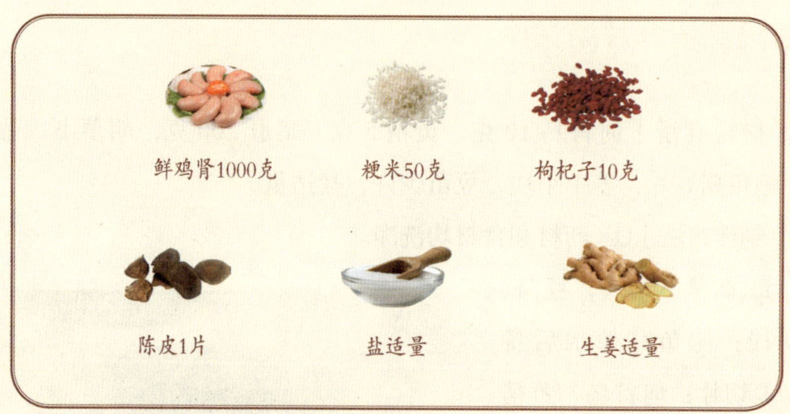

生芦根粥 >>>>>>

【材料准备】生芦根 30 克，粳米 50 克，白糖 1 大匙。

【制作方法】① 将生芦根洗净，放入铝锅内，加水适量，置旺火上烧沸，再用小火熬煮 15 分钟，去渣，留汁待用。

② 将粳米淘洗干净，放入铝锅内，将芦根汁倒入盛有粳米的锅内，置旺火上烧沸，再用小火熬煮至熟，加入白糖即成。

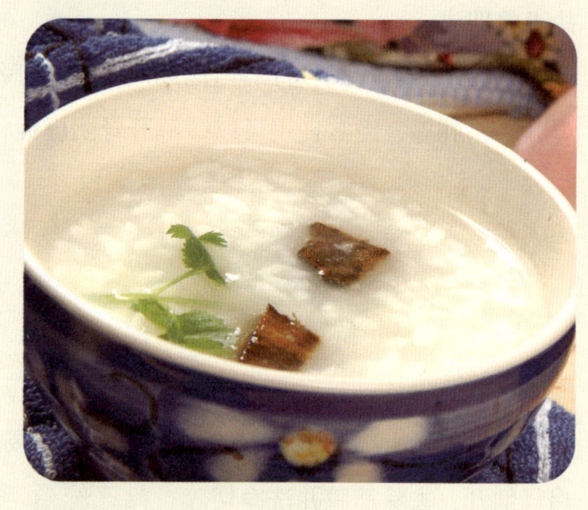

【功　　效】养阴生津，清虚热。有助于缓解肝肾阴虚造成的内热症状。

决明子荷叶茶 >>>>>>

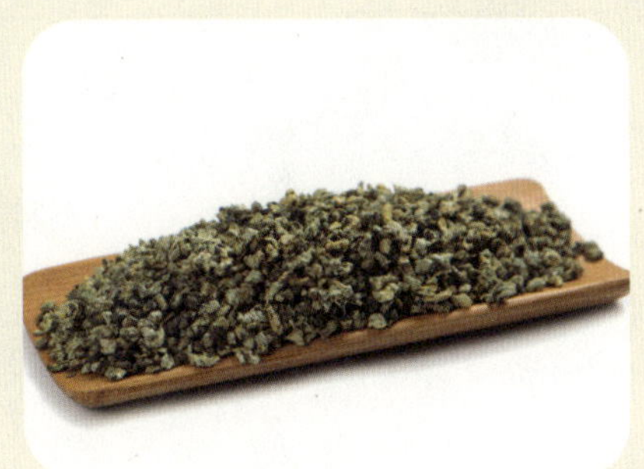

【材料准备】决明子30克，荷叶（干）6克。

【制作方法】用开水冲泡，代茶饮。

【功　　效】平肝清热。对于肝肾阴虚、头疼眼花、眩晕等症状有缓解作用。

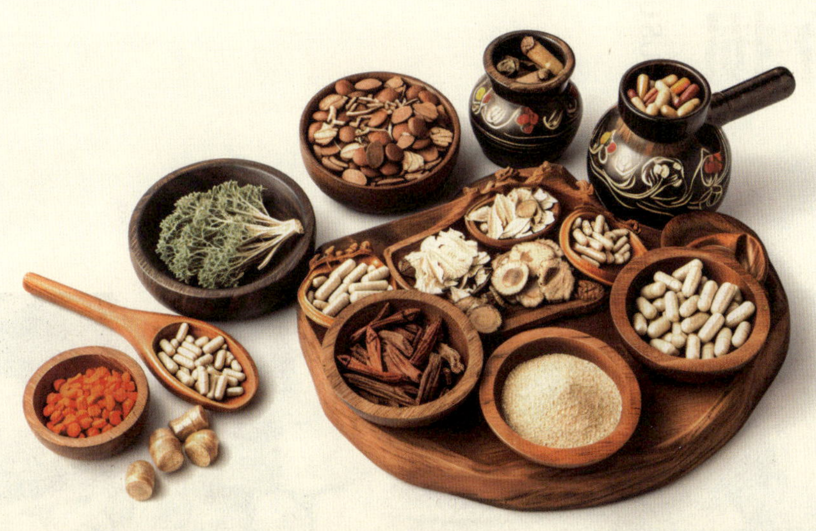

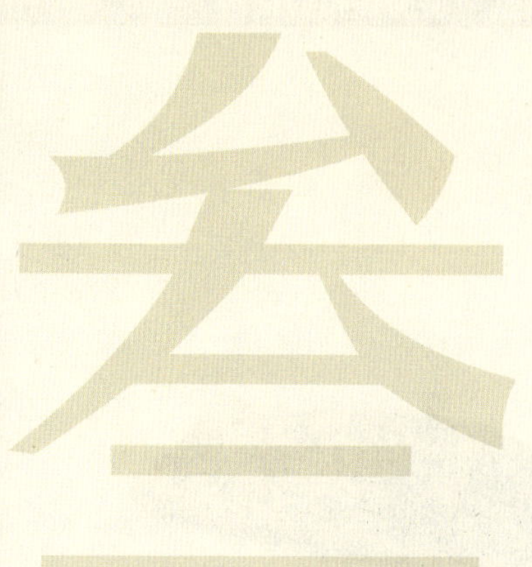

其他虚损证治

XUSUN

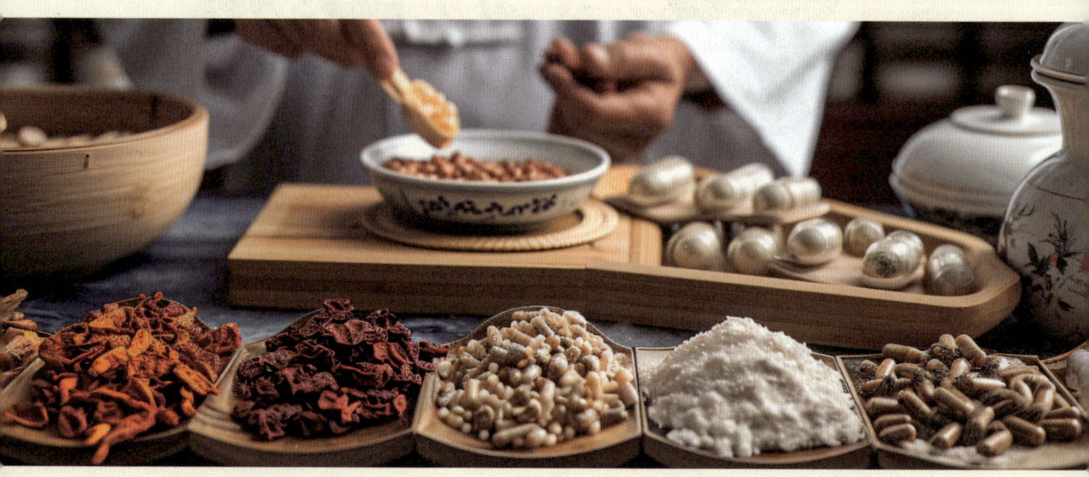

除了单独或两个脏腑的虚损外，还存在其他情况，比如某个脏腑的多种虚损，如心脏或肾脏的阴阳两虚，以及肝脏的气血两虚等。另外，还有涉及三个以上脏腑的全身性虚损，表现为多个脏腑的津液、气血或阴阳不足，可能出现津液虚损、气血俱虚、阴阳俱虚等情况，或者在这些基础上发展而成的证型，如阴虚阳亢、阴气两虚、阴血两虚等。

这种全身性证候通常较为复杂，可能导致多种症状，因此需要结合病因，进行综合调理和辨证施治，以恢复机体的平衡与功能。

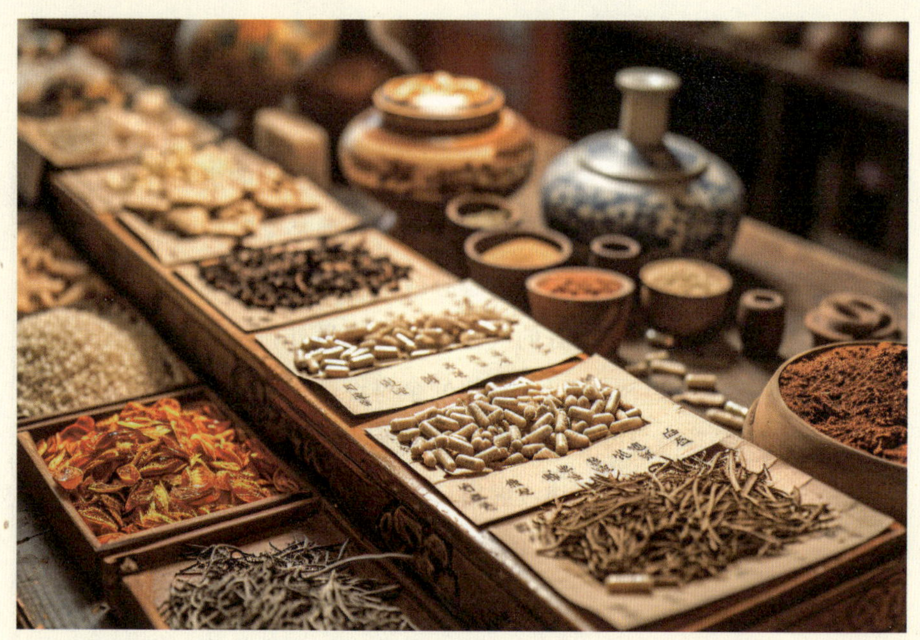

津液虚损证治

津液是指体内除血液外一切液体的总称，是维持人体生命活动的基本物质，包括胃液、唾液、关节津液等。

津液主要分布在体表皮肤、肌肉、血液中，具有滋润脏器的作用。津液通常为人进食的水谷精微所化生成，津液的代谢对人体阴阳平衡的调节起着重要的作用。

津液亏虚多与饮水过少，处于干燥严重的环境；高热、大汗、严重的呕吐与腹泻及烧伤及体阳气偏亢等因素相关。津液亏虚需要及时调理，人如果长期津液亏虚，会给肾脏及泌尿系统造成负担，还会导致血行瘀滞，出现气血不足的情况。

【表　　现】津液亏虚会导致皮肤干燥、头发枯槁、汗少或无汗、小便短少、大便秘结、咽干唇焦而口渴等症状，津液虚损严重还会出现遗精、头晕目眩、腰膝酸软、胁肋隐痛等症状。舌红，脉细数。

【主　　治】补阴、滋阴、养阴。

【食　　补】西瓜，银耳，百合、山药、板栗、鸡汤、猪血、黑米等。

【药　　补】玉竹、铁皮石斛、生地、五味子、麦冬、沙参等。

【常用方药】生津补液饮、五汁饮、增液汤、生脉散等。

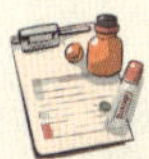

实用药膳方

党参麦冬瘦肉汤 >>>>>>

【材料准备】猪瘦肉 300 克，党参 15 克，麦冬 10 克，山药、生姜各适量、盐 4 克。

【制作方法】① 猪瘦肉洗净切块；党参、麦冬洗净；山药、生姜洗净，去皮，切片。

② 猪瘦肉氽去血污，洗净后沥干水分。

③ 锅中注水，烧沸，放入猪瘦肉、党参、麦冬、山药片，用大火炖，待山药变软后改小火炖至熟烂，加入盐调味即可。

【功　　效】本品益气滋阴、生津敛汗，对于津气亏虚造成的多汗症状有缓解的作用。

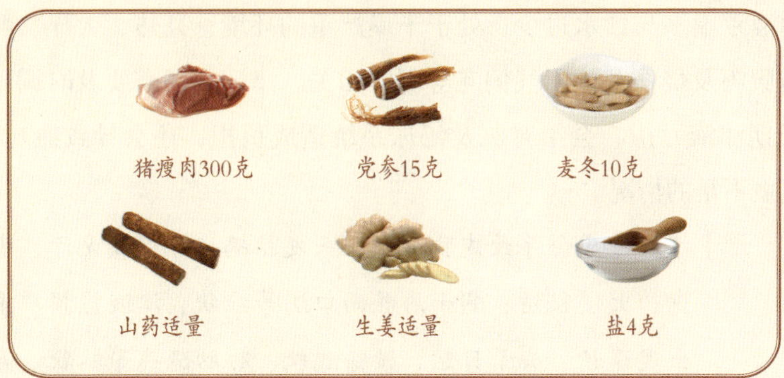

阿胶猪皮汤 >>>>>>

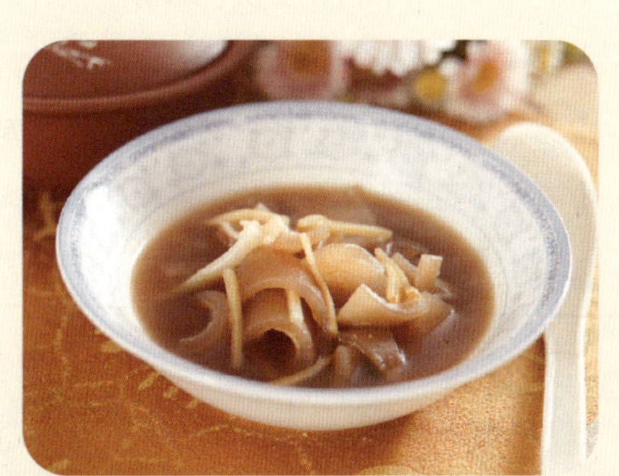

【材料准备】猪皮150克，阿胶10克，料酒20毫升，姜丝少许，香油、盐适量。

【制作方法】① 阿胶和绍酒放入碗中，隔水上笼蒸化。

② 猪皮放在火上烧起泡，用水稍浸泡然后洗净，切成条与姜丝一同放入锅中，加适量水炖至熟透。

③ 将蒸好的阿胶放入锅中，大火烧开，转小火熬制10分钟后加少许盐，淋入香油即可。

【功　效】阿胶有滋阴养血的作用，猪皮有润燥的作用，二者炖煮成汤，非常适合津气亏虚的中老年人食用，有助于缓解胃肠液枯所导致的顽固性便秘的症状。

荸荠粥 >>>>>>

【材料准备】粳米、荸荠各100克，冰糖适量。

【制作方法】① 将荸荠冲洗干净，削去外皮，切成丁块；大米淘洗干净备用。

② 坐锅点火，加入适量清水，下入大米煮至半熟时，再加入荸荠、冰糖，续煮至粥成即可。

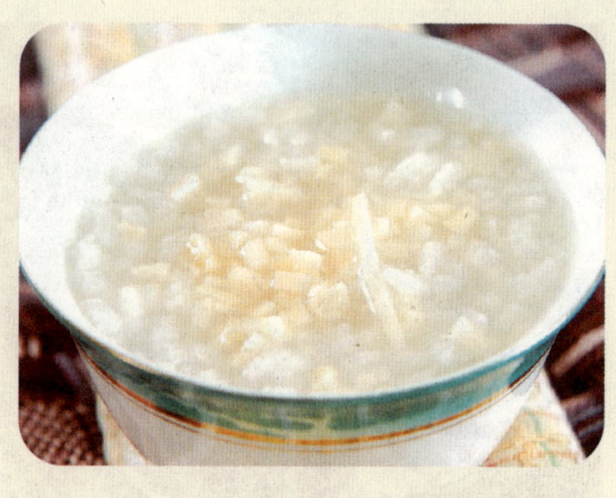

【功　　效】荸荠有止咳、生津、润喉、养肺的作用。这道粥有利肠通便、消食除肿的作用，对于虚火旺盛、津液亏虚导致的口臭、牙痛等症状也有缓解作用。

鲜藕大米粥 >>>>>>

【材料准备】大米 100 克，新鲜莲藕 150 克，白糖 2 大匙。

【制作方法】① 将大米去掉杂质，用清水淘洗干净，再放入清水中浸泡 30 分钟。

② 新鲜莲藕去掉藕节，削去外皮，用淡盐水浸泡并洗净，沥净水分，改刀切成大片。

③ 将大米、藕片放入净锅内，加入适量清水，先用旺火上烧煮至沸。

④ 撇去浮沫和杂质，用小火煮约 35 分钟至米粥熟烂，加入白糖稍煮几分钟，离火出锅，盛放在大碗内，上桌即可。

【功　　效】清热凉血、健脾开胃、益血生肌的功效，对于阴虚火旺、肝火盛，内热重等导致的津阴亏虚症状有很好的缓解作用。

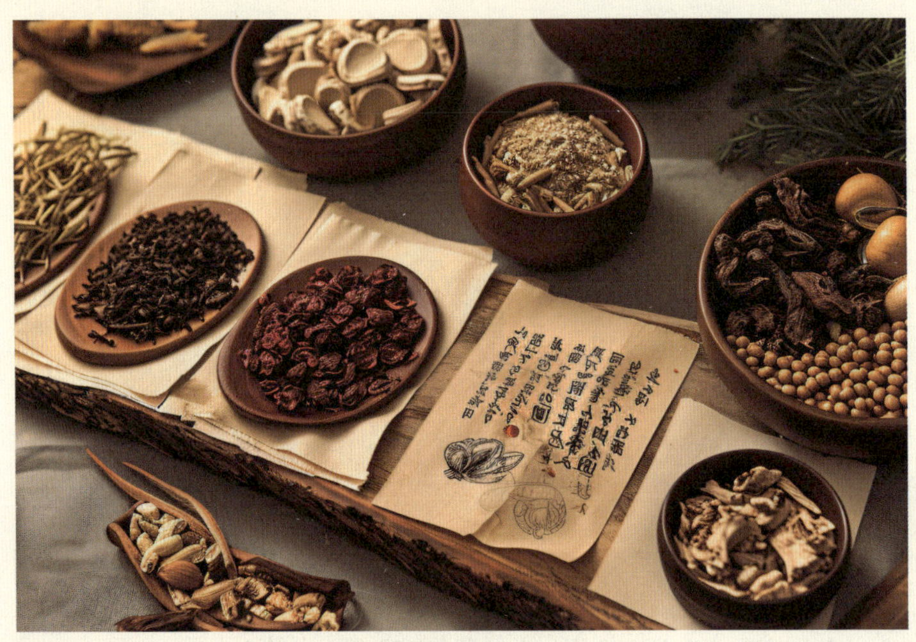

气血俱虚证治

《血证论》说：“气为血之师，血随之而运行，血为气之守，气得之而静谧，气结则血凝”。血液在血脉里的流通，离不开气的鼓舞和“率领”。如果气不足，就会导致血行滞涩，久而化瘀。这里的“瘀”，即血流不畅，运行受阻，郁积于经脉或器官之内呈凝滞状态，必然导致各种虚弱症状。

气血俱虚多与过劳、久病、脾胃虚弱，慢性出血等因素有关，多发于育龄期妇女及老年人群体。

在中医理论中，气血是维持人体正常生理活动的基本物质基础，气为阳，血为阴，二者互相依存，共同维持生命活动的正常运行。

【表　现】精神不振、食欲不振、心悸、心慌、气短懒言、四肢倦怠乏力、头晕眼花、面色苍白、自汗、失眠多梦、脉弱等症状。

【主　治】补气养血。

【食　补】红枣、核桃仁、黑芝麻、白扁豆、枸杞子、南瓜、土豆、牛奶等。

【药　补】黄芪、党参、白术、茯苓、熟地、当归、川芎、白芍、阿胶、桂圆、大枣、人参、夜交藤等。

【常用方药】当归补血汤、参芪四物汤加味、人参养营汤、补精益气养血汤、归脾丸等。

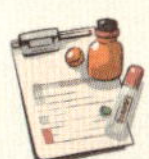

实用药膳方

党参当归鸡汤 >>>>>>

【材料准备】党参 10 克、当归 5 克，红枣 5 颗，鸡腿 1 只，盐适量。

【制作方法】① 鸡腿剁成块，放入沸水中汆烫，捞起用冷水冲净；党参、当归、红枣洗净备用。

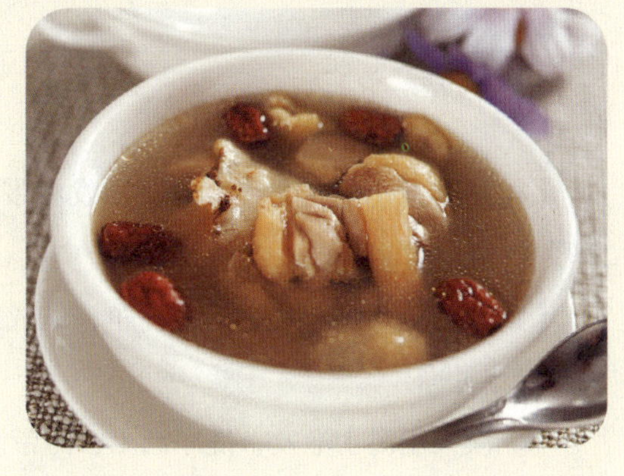

② 鸡腿、党参、当归、红枣一起入锅，加适量碗水以大火煮开，再转小火炖煮 30 分钟。

③ 起锅前加适量盐调味即可。

【功　　效】填精补髓，补气血。有调经止痛的作用，非常适合气血两虚的女性食用。

桂圆莲子糯米粥 >>>>>>

【材料准备】桂圆肉、莲子、红枣各 10 克，糯米 100 克，白糖 5 克。

【制作方法】① 糯米、莲子洗净，放入清水中浸泡；桂圆肉、红枣洗净，红枣去核备用。

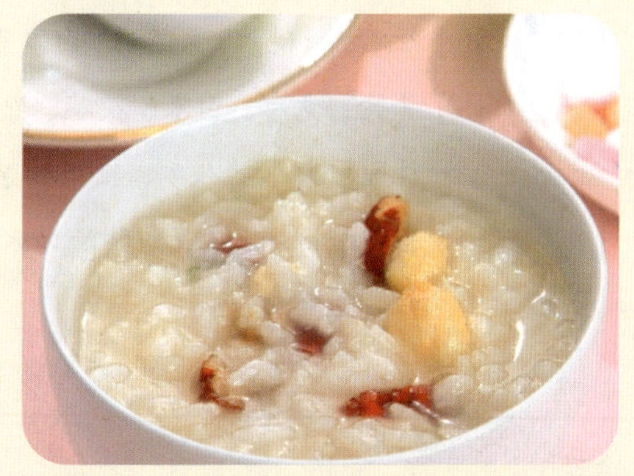

② 锅置火上，放入适量清水，同糯米、莲子煮至食材将熟。

③ 放入桂圆肉、红枣煮至粥熟烂，加白糖调匀即可。

【功　　效】桂圆肉有助于补气血、安神定志；莲子具有益肾固精、补脾止泻的作用；糯米能补中益气、健脾止泻；红枣有助于补中益气、养血安神。将这些材料熬煮成粥食用，不仅味道丰富，而且有助于补气血。

淡菜排骨汤 >>>>>>

【材料准备】猪排骨 500 克，水发海带 200 克，淡菜（海红干）50 克。葱段 15 克，蒜末 10 克，盐适量。

【制作方法】① 将猪排骨洗净，剁成小段，再放入清水中浸泡 30 分钟，捞出冲净。

② 淡菜用温水泡发，洗净沥干；海带洗净，切成长条块。

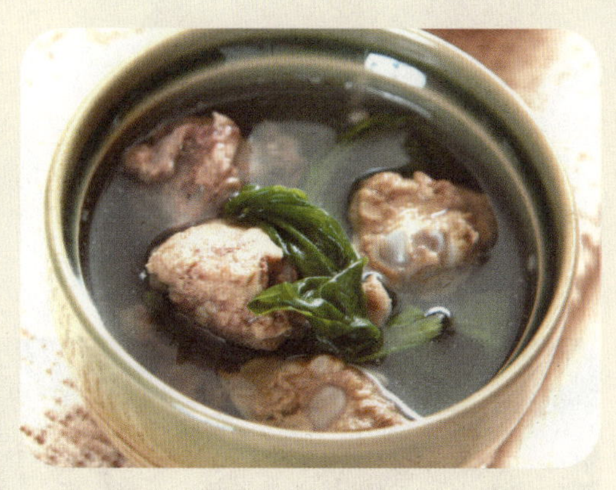

③ 锅中加入适量清水烧沸，先下入排骨段煮开，再撇去浮沫，放入葱段、蒜末煮至熟烂，然后下入海带块、淡菜煮约 15 分钟，再加入适量盐煮至入味，即可出锅装碗。

【功　　效】淡菜味甘咸性温，具有补肝肾、益精血、助肾阳之功效，与猪排骨一同熬汤，经常食用能补精益髓，大补气血，养脏润肤。尤其适合营血亏损、精髓不足者食用。

阿胶黄芪红枣汤 >>>>>>

【材料准备】阿胶 10 克，黄芪 18 克，红枣 10 颗，盐适量。

【制作方法】① 黄芪、红枣分别洗净，备用。

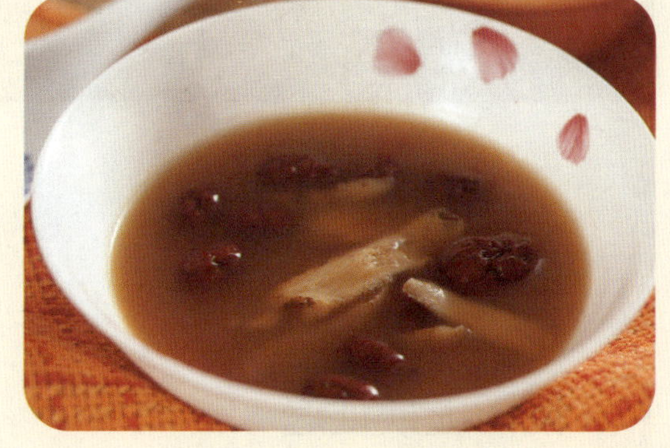

② 阿胶洗净，切成小块。

③ 锅内注入适量清水，大火煮沸后，放入黄芪、红枣，转小火煮 10 分钟，再放入阿胶块，煮至阿胶溶化，加盐调味即可。

【功　　效】滋阴补血，补气益脾。对于血虚萎黄，眩晕心悸，心烦不眠，肺燥咳嗽等症状有缓解的作用。

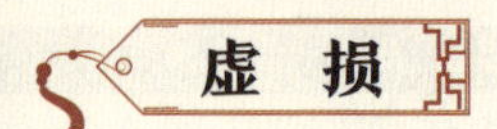

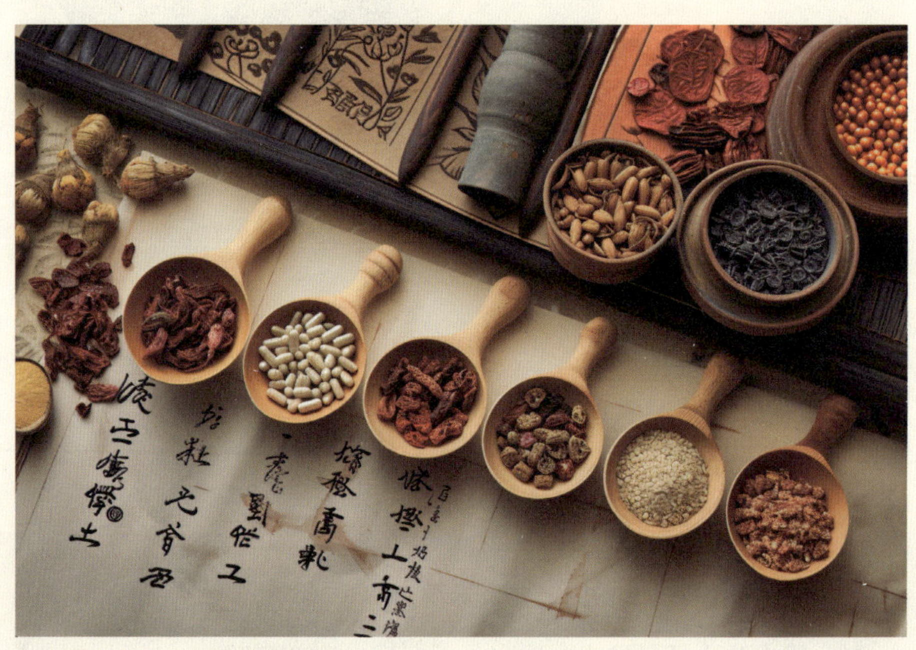

阴阳虚损证治

阴阳两虚属于中医辨证的名词，意思是既有阴虚又有阳虚，称阴阳两虚。如有些人在秋冬比别人怕冷、刚降温就要穿厚厚的衣服；到了夏天又特别怕热，这类人的体质有可能是阴阳失调或阴阳两虚。

【表　　现】少气无力、面黄肌瘦、声音嘶哑、潮热盗汗、舌红少津、口干口渴、眩晕耳鸣、失眠多梦等。此外，男性还可能会出现阳强易举、阳痿遗精等症状，女性还可能会出现月经不调、痛经、闭经等症状。

【主　　治】补精益气，调理脾胃。

【食　　补】瘦猪肉、黑芝麻、山药、薏苡仁、红豆、绿豆、冬瓜、海带等清热凉血的食物。

【药　　补】枸杞子、人参、当归、熟地黄、黄芪等。

【常用方药】补天大造丸、补阴益精汤、滋阴扶阳汤等。

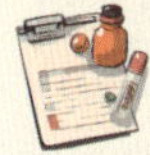

实用药膳方

党参黑豆煲乌鸡 >>>>>>

【材料准备】乌鸡1只（约500克），党参1根，枸杞子、桂圆肉、黑豆各10克，红枣8粒，姜片适量，盐1小匙，料酒1大匙，鲜牛奶2大匙。

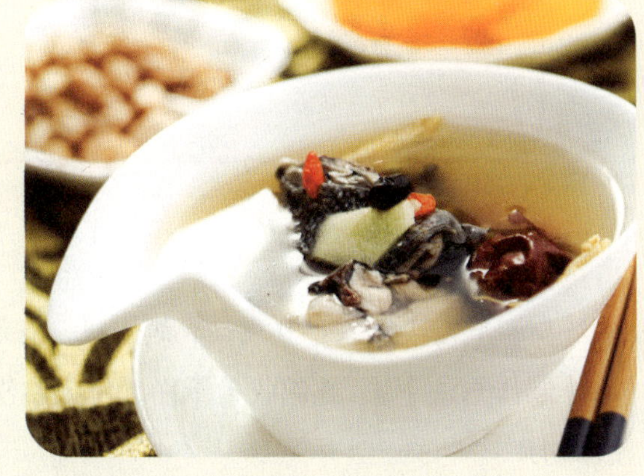

【制作方法】① 乌鸡去除内脏后洗净，切成小块；党参、枸杞子、红枣、黑豆分别洗净。

② 乌鸡块放入沸水锅中略微焯烫，捞出沥干。

③ 取砂锅，放入乌鸡块、党参、黑豆、红枣、枸杞子、姜片、桂圆肉及适量清水煮沸，再转小火炖约50分钟，加入盐、料酒、鲜牛奶煮至入味即成。

【功　　效】本品有滋阴养阴，扶气固阳的作用。非常适合大病、久病之后体虚以及阴阳两虚的人食用。

熟地当归鸡 >>>>>>

【材料准备】熟地黄 25 克，当归 20 克，白芍 10 克，鸡腿 1 只，盐适量。

【制作方法】① 鸡腿洗净剁块，放入水中焯一下，捞起冲净；几味药材用清水快速洗净。

② 鸡腿块和所有药材放入炖锅中，加适量水，以大火煮开，再转小火续炖 30 分钟。起锅前，加盐调味即成。

【功　　效】本品能养血补虚，益精扶阳，适合各种原因引起的阴阳两虚患者食用。

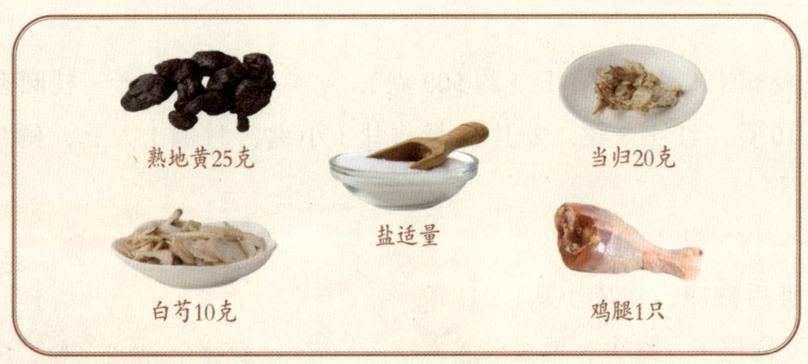

鲜人参乳鸽汤 >>>>>>

【材料准备】鲜人参 9 克，乳鸽 1 只，红枣 15 克，姜 5 克，盐 3 克。

【制作方法】① 乳鸽收拾干净，鲜人参洗净，红枣洗净泡发去核，姜洗净切片。

② 乳鸽入沸水中氽去血水后捞出。

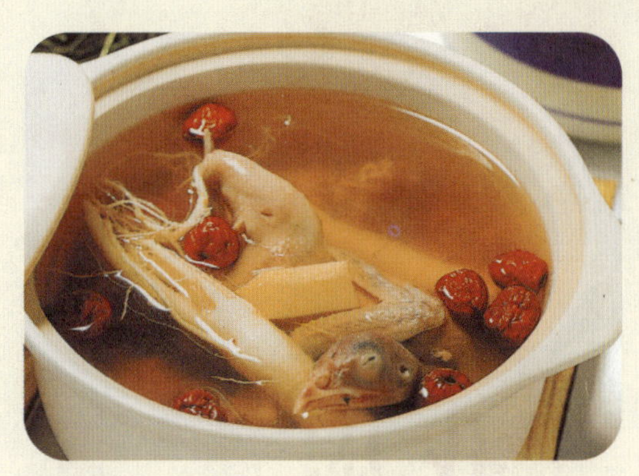

③ 把乳鸽、鲜人参、红枣、姜片一起放入汤煲中，加适量水，以大火炖煮35分钟，再加盐调味即可。

【功　　效】滋阴养营，益气扶阳。对于久病、重病之后气血两虚症有很好的补益作用。

山药黑豆粥 >>>>>>

【材料准备】大米60克，山药、黑豆、玉米粒各适量，薏苡仁30克，盐2克，葱8克。

【制作方法】① 大米、薏苡仁、黑豆均泡发洗净。山药、玉米粒均洗净，再将山药去皮并切成小丁。葱洗净，切花。

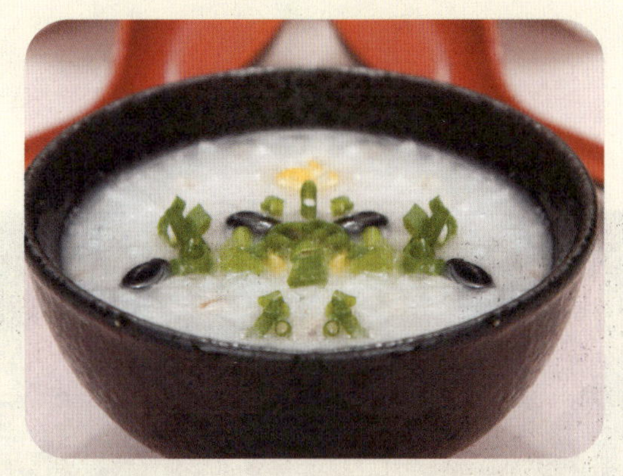

② 锅置火上，倒入清水，放入大米、薏苡仁、黑豆、玉米粒，以大火煮至开花。

③ 加入山药丁煮至浓稠状，调入盐拌匀，撒上葱花即可。

【功　　效】本品有滋补肝肾、补益精血、补中益气、止盗汗等作用，可以在一定程度上改善阴阳两虚导致的头晕目眩、疲乏无力等症状。

肆

虚损病症自我疗法的选择与应用

XUSUN

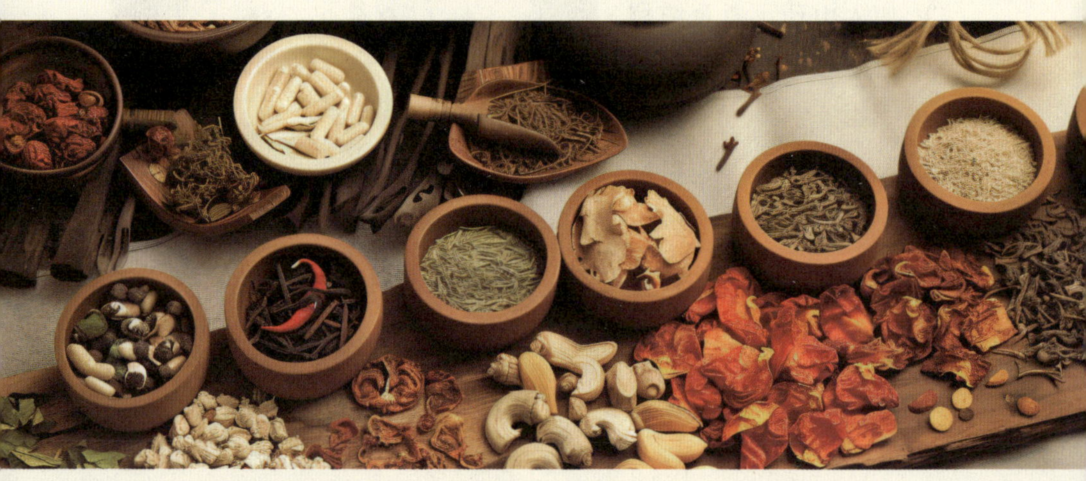

虚损病是一种慢性病证，治疗不能一蹴而就，而是需要采用综合治疗方法。除了根据个体体质和辨证选择必要的中药调理外，自我疗法的核心是通过调整生活方式、饮食习惯和适当的运动来恢复身体的平衡和健康。此外，健身气功、按摩推拿疗法等方法都有助于改善虚损症状。

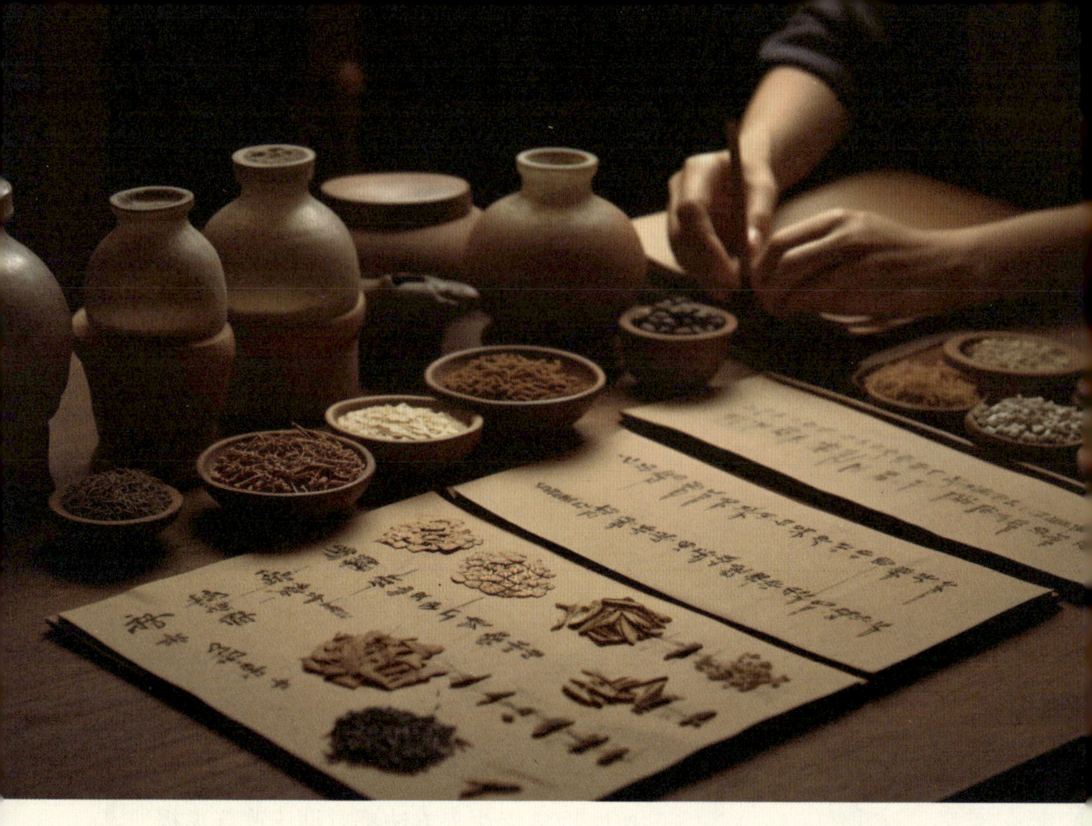

健身气功疗法

健身气功可以对人体产生补益的功效，通过调节呼吸、姿势、意念和动作，以达到促进健康、培养正气、调和气机的目的。对于因虚所致的心神不安、心肾不交、肝胃失和、脏燥等病症，都有很好的调治效果，同时，练功时，通过有节奏地调整呼吸、缓慢发力等方法，有助于激活身体内部的气机，促进气血流畅，达到防病强身的效果。

健身气功的流派 >>>

气功在漫长的历史发展过程中，形成了不同的学术流派，比如医家气功、佛家气功、道家气功、儒家气功、武术气功等。

在众多的流派中，医家气功的理法清晰、操作规范，同时普及最广，影响也最大。医家气功主要是以防治疾病、保健养生为目的。医家气功中比较有代表性的有八段锦、五禽戏、六字诀、五行掌、内养功、强壮功、放松功等。

五禽戏：五禽戏相传由东汉医学家华佗创制，是中国传统健身功法，结合了中医理论和哲学思想，包括模仿虎、鹿、熊、猿、鸟这五种动物的姿态与动作。每种动作有特定健康效益：虎强筋健骨，鹿增体力益肾，熊促消化助睡眠，猿灵活思维强记忆，鸟调和呼吸疏通经络。能有效调节身体内部机能，适合各年龄层练习，安全有效。

六字诀：六字诀以中医学的阴阳五行理论、天人合一、生克制化为理论基础，通过特定的吐音和肢体动作来调理身体的气血和脏腑功能，从而达到促进健康和延年益寿的目的。六个字（嘘、呵、呼、呬、吹、嘻）代表着不同的脏腑和功能，还强调与自然界的四季变化相结合，如春嘘明目、夏至呵心、秋呬定收、冬吹肾水、三焦嘻却。六字诀有助于消除体内瘀滞、清热解毒、调整虚实。坚持练习六字诀，对于由脏腑功能失调引起的虚损病症有很好的调理效果。

八段锦：八段锦最早的文字记载见于宋代洪迈的《夷坚志》，因此大多数人认为八段锦起源于宋朝，并在后来的元朝、明朝逐渐发展完善。

八段锦由八组动作组成，每组动作都有特定的意义和效果。坚持练习八段锦，有助于柔筋健骨、养气壮力，具有行气活血、畅通经脉、灵活盘骨、协调五脏六腑的功能。有助于强身健体、怡养心神、益寿延年，同时对防病治病有一定效果。不仅在传统医学中有其理论依据，也在实践中被证实对健康有益。

八段锦功法 >>>

八段锦有八句口诀，分别对应的动作如下：

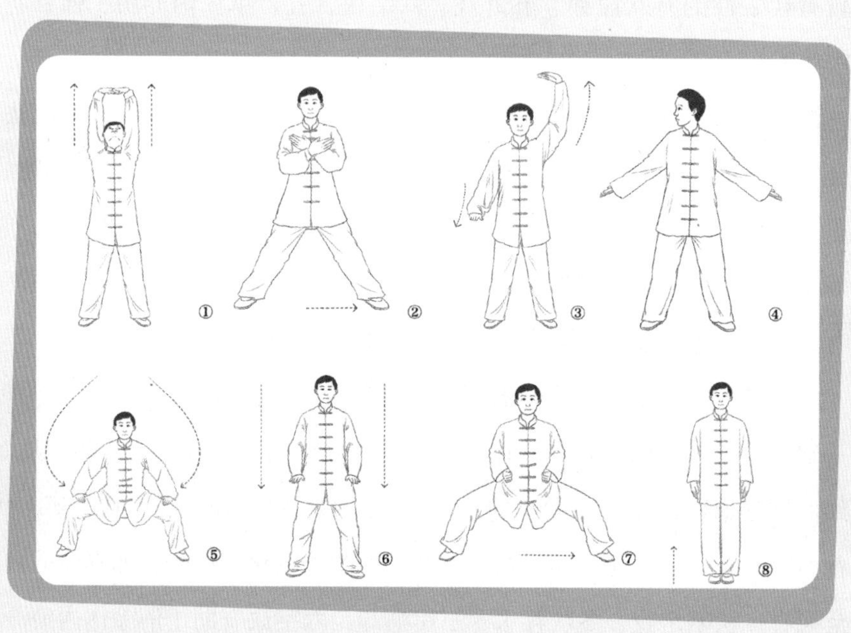

第一锦　双手托天理三焦 >>>>>>

【动作要领】自然站立，双脚与肩同宽，用鼻子吸气，嘴巴呼气。双手十指交叉由小腹向前伸直，手心向下向外画弧，转至双手掌心向上，缓慢抬至头顶，掌心向上托，直至小指和无名指有微微发麻的感觉，目视头顶，稍停片刻。随鼻子呼气，松开交叉的双手，缓慢下落至小腹前，配合双膝微微弯曲下蹲。过程中注重舒展胸腹，反复练习该动作 6 ~ 8 次。

【动作要点】避免前俯后仰。伸直手臂，掌根发力。

【功效作用】有助于提升阳气，调和气血，改善心肺功能和胸腔活力。对于颈椎病、肩周炎等疾病有缓解作用。

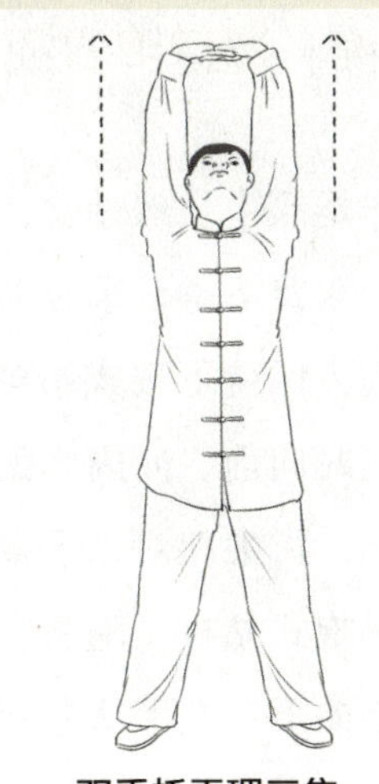

双手托天理三焦

第二锦　左右开弓似射雕 >>>>>>

【动作要领】自然站立，双脚与肩同宽。首先，左腿向左跨出一步，形成马步姿势，双膝微屈，臀部稍向后坐，如骑马般。双手握拳，屈肘自然放于两侧髋部，与髋部大约相距一拳的距离。随着吸气，双手向前抬起到胸前平行，左臂弯曲为弓手，拉向左侧极限，形成弓的姿势，同时右手向右侧伸展，如箭手待发。转头看向右侧，仿佛瞄准目标，保持片刻。随着呼气，双腿伸直，双手顺势向下画弧，回到胸前，再向上画弧至两侧，缓缓下落到两侧髋部外侧，同时收回左腿，回到起始站立姿势。接着，右腿向右跨出，重复以上动作。左右交替进行 6 ~ 8 次。

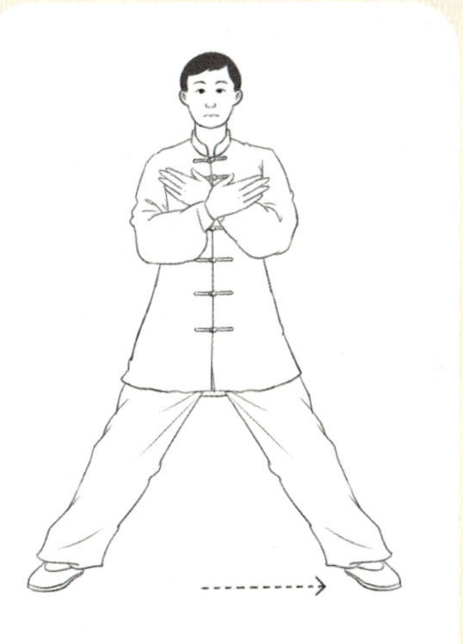

左右开弓似射雕

【动作要点】双手搭腕于列缺穴。手变八字掌时掌根外撑，注意各手指位置。

【功效作用】扩展胸廓，调理经络，增强胸肌及肺部活力，促进气血运行。

第三锦　调理脾胃须单举 >>>>>>

【动作要领】自然站立，双脚与肩同宽。双臂下垂，掌心向下，手指指向前，保持下按式站桩。然后，两手同时向前、向内画弧，顺势翻掌向上，指尖相对，手掌在小腹前形成提抱式站桩。随着吸气，翻掌使掌心向下，左手从左前方缓慢上举，手心上托，指尖指向右上方，直至左臂伸直至头顶左侧；同时右手下按，手心向下，指尖指向前，形成上下两手施力的势头。稍作停顿后，随呼气，左手缓慢下落自左上方，右手顺势向上，双手再次翻掌，手心向上，最终接合于小腹前，如重新起势。接着，左右交换，反复进行 6 ~ 8 次。

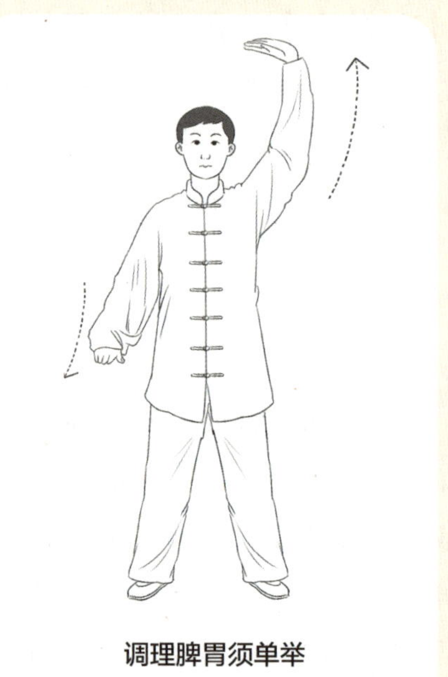
调理脾胃须单举

【动作要点】一托、二穿、三举；手上举时掌根上撑，手掌微旋拧；腋下悬空。

【功效作用】刺激脾胃经络，增强消化功能，改善脾胃虚弱和消化不良问题。

第四锦　五劳七伤往后瞧 >>>>>>

【动作要领】站立放松，双脚与肩同宽。开始时，左手掌心贴在小腹下的丹田处，右手的掌心贴在左手背上，配合顺畅的腹式呼吸。吸气时，专注使小腹充盈。随着呼气，缓慢转头望向左肩背后，同时通过想象，将注意力引导到左足心的涌泉穴，以意念引导气息到左足心部位。稍作停顿后，再次吸气，同时将头转回正面，用意念引导气息从左足心沿着大腿后侧上升到尾闾部位，再到命门穴。随呼气，再次转头望向右肩背后，如此左右交替进行 6 ~ 8 次。

【动作要点】手指发力，手臂后旋；肩胛骨有挤压感；扩胸、含胸。

【功效作用】舒展腰背，增强脊柱灵活性，改善腰椎问题和肾气不足。

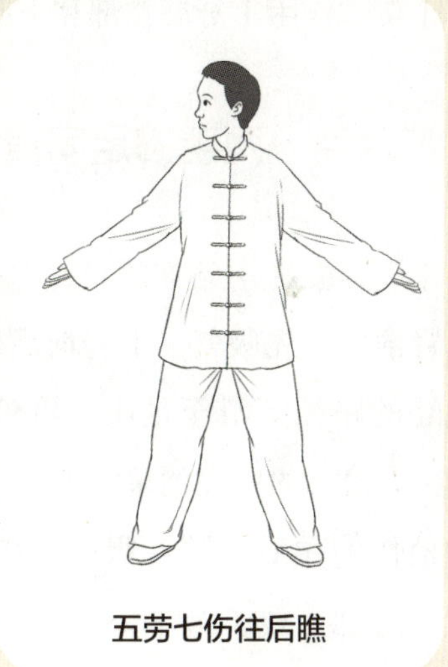

五劳七伤往后瞧

第五锦　摇头摆尾去心火 >>>>>>

【动作要领】站立放松，左脚向左侧迈出一步，形成马步。两手反按在左膝上部，手指向内，肘部向外伸展，以增强支撑力。呼气时，集中意念将气息从下丹田引至左脚心。随后，吸气时以腰部为轴，将身体向左前方摇摆，头与左膝呈一条垂直线。同时，右臀部朝向右下方，增强支撑力，目视右脚尖。右臂伸直，左臂弯曲，有助于腰部的摆动。稍作停顿后，呼气，然后重复同样的动作，但这次向右摆动。每边交替进行 6 ~ 8 次。

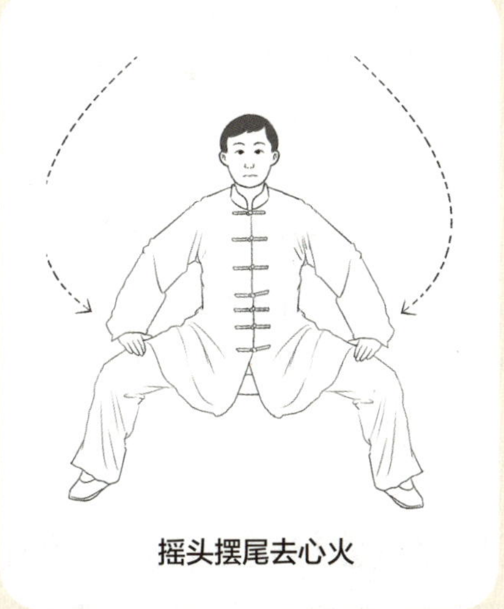

摇头摆尾去心火

【动作要点】尾闾上翘，头上扬；尾闾摆正，头摆正。

【功效作用】舒展腰部和下肢肌肉，增强肾脏功能，调和气血。

第六锦　两手攀足固肾腰 >>>>>>

【动作要领】站立放松，双腿伸直并并拢，双手叉腰，四指指向后方按压肾俞穴。先吸气，上身向后仰；然后呼气，上身前屈，同时双手顺着膀胱经的路径下滑至足跟，再延伸到足尖，意念集中在涌泉穴上。稍作停顿后，随着吸气，缓慢地直起腰部，双手放下至叉腰的位置，同时意念引导气息至腰部，集中在命门穴上。如此反复进行 6~8 次。

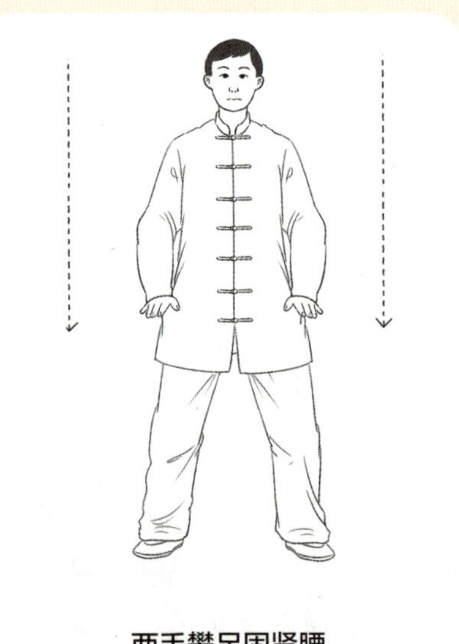
两手攀足固肾腰

【动作要点】两腿绷直；抬头、塌腰、翘尾闾；用手臂带起身体。

【功效作用】具有强壮腰肾、养肾护肾等作用，对改善肾脏病变所致不适有辅佐作用。

第七锦　攒拳怒目增气力 >>>>>>

【动作要领】站立放松，双腿绷直并并拢，双手叉腰，四指指向后方按压肾俞穴。先吸气，上身向后仰；接着呼气，上身前屈，双手沿着膀胱经的路径下滑至足跟，再向前伸展至足尖，专注于涌泉穴。稍作停顿后，随着吸气，缓慢直起腰部，双手提至腰两侧叉腰的姿势，同时意念引导气息至腰部，集中在命门穴上。重复以上动作6 ~ 8次。

【动作要点】双手握固，大拇指抵住无名指根；怒目，拳头握紧，脚趾抓地；双臂夹紧两胁。

【功效作用】舒展四肢关节，增强全身肌肉力量，促进血液循环，提升免疫力。

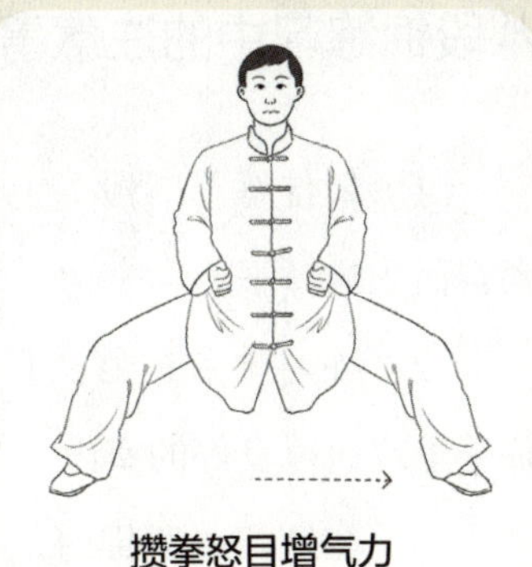

攒拳怒目增气力

第八锦　背后七颠百病消 >>>>>>

【动作要领】站立放松，双膝微屈，双脚自然分开，双臂自然下垂，肘部稍微向外支撑，意念集中在丹田。随着吸气，双掌向下按压，同时脚跟轻轻上提；同时，意念向上提头顶，气息顺着背部流动。随着呼气，脚跟缓缓着地，双手自然下垂，全身放松。重复以上动作6 ~ 8次。

【动作要点】提起脚跟时保持平衡，十趾轻触地面。头顶上举，双手下按，帮助脊柱伸展。脊柱有问题者下脚跟时轻柔落地，避免用力过度。

【功效作用】疏通经络、清热解毒、活血化瘀、祛风除湿、行气止痛等作用。

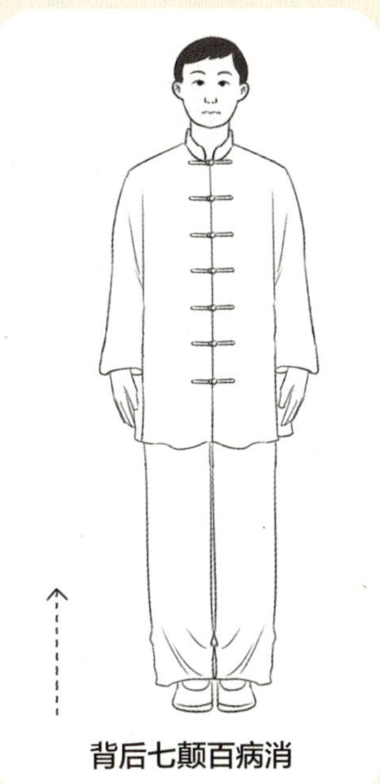

背后七颠百病消

八段锦练习中的注意事项：>>>>>>

（1）最佳练习时段为上午。晚上不宜练习，避免因过晚练习导致身体兴奋而影响睡眠。

（2）练习地点最好选择在环境优美、氧气充足的公园、小区绿化区、院子里或通风良好的室内，有助于身心放松。

（3）在练习八段锦时，扎马步时，胯部用力稍稍向后坐，同时挺腰收腹，尽量不要使膝盖超过脚尖，以免对膝盖造成伤害。

（4）练习的过程中，采用腹式呼吸，用鼻吸气、嘴巴呼气，在缓慢展开身体时吸气、收回时呼气，有助于保持练习的节奏。

（5）不同于传统的广播体操，八段锦通过掌根、手臂、胯部等部位的拉伸来作用于相关的经络，使气血流通更顺畅。练习时应避免机械地进行关节活动，注意使关节保持松弛的状态。

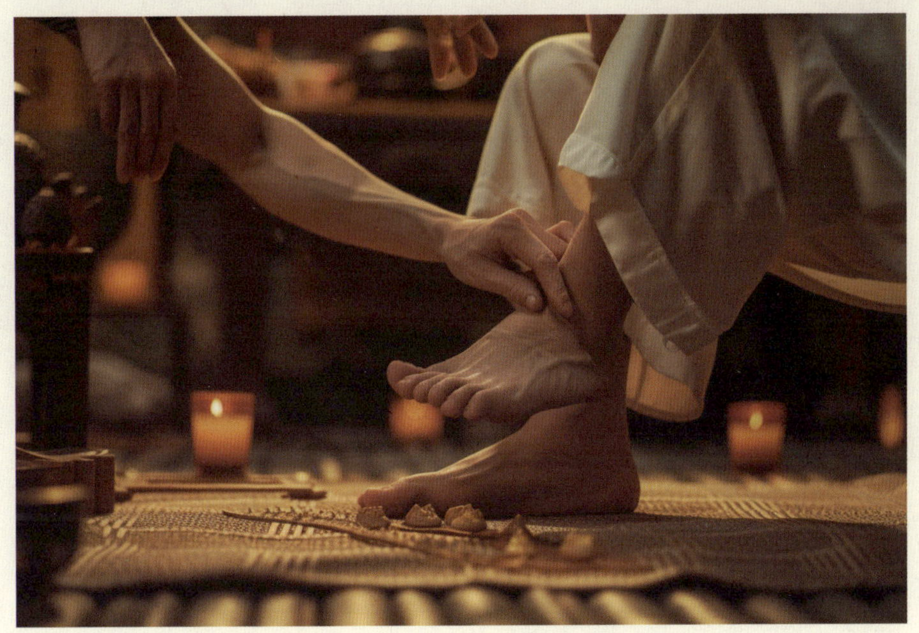

推拿按摩疗法

推拿以脏腑、经络理论为基础，通过特定的手法，如揉法、摩法、擦法、推法、㨰法、拿法、捏法等作用于人体特定部位的表面，调节机体的生理和病理状态，从而达到理疗的目的。作为一种传统的非药物治疗方法，在防治虚损病方面积累了丰富的经验。其主要功效包括疏通经络、平衡阴阳、调节气血、畅通情志，有效缓解虚损症状。

推拿的适应范围很广，从老人到小孩都可以施用。在推拿的过程中，对于年轻人，力度可以稍大一些。对于老年人及幼儿，力度需要小一些。推拿涉及的范围广泛，本章将列举几个最常用于调理虚损的推拿方法。

阴虚的推拿调理 >>>

阴虚是一种虚证，对于阴虚体质的人，推拿按摩手法常采用一指禅推、揉、摩、擦、按等手法，操作时需要轻柔、长时间、弱刺激，旨在达到宣补作用。

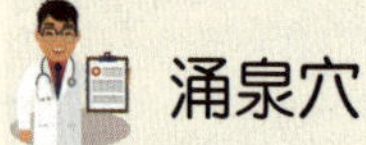

涌泉穴

涌泉，顾名思义就是水如泉涌。在这里比如肾水如泉水一样向上涌来，因而推拿按摩该穴位能滋肾阴而平肝阳，引火下行。涌泉穴是足少阴肾经的常用腧穴之一，也是足少阴肾经的开始穴，位于足底部。

【定　　位】取穴时，可采用正坐或仰卧、跷足的姿势，涌泉穴位于足前部凹陷处第二、三趾趾缝纹头端与足跟连线的前三分之一处。

【主要功效】滋阴降火，滋补肾阴，平肝息风。

【主　　治】神经衰弱、疲乏无力、失眠、晕眩、焦躁、寒证、肾病等。

【推拿方法】可以用手指点按涌泉穴 100 次，以局部有酸胀感为宜；或者用手掌从足跟向足尖方向进行按揉，以局部发热为度。

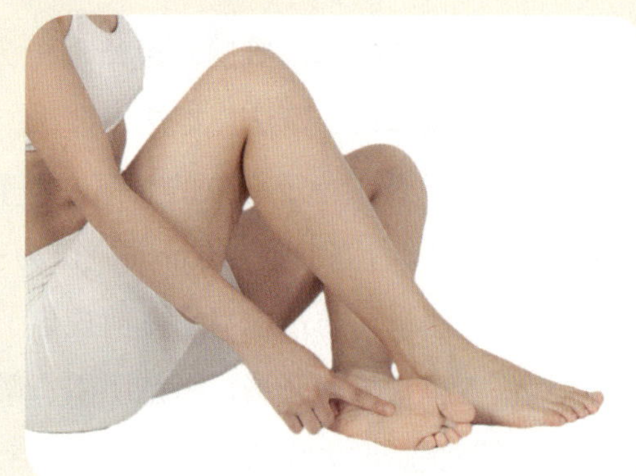

太冲穴

太冲穴位于足厥阴肝经上，位于足背部。在《灵枢 · 本输》中提到，太冲的“太”意味着大，而“冲”则指要冲，是一个重要的穴位。太冲穴是肝经的俞穴，肝脏主要负责储藏血液，而太冲则被称为血海，它与肝脏形成了血液循环的重要关键点。肝脏掌管情绪与气机的顺畅，太冲穴通过调和气血的流动，有助于调解肝气郁结和情绪不畅，从而使人心情舒畅、气机顺畅。

【定　　位】在足背部，当第一跖骨间隙的后方凹陷处。取太冲穴时，可采用正坐或仰卧的姿势，太冲穴位于足背侧，第一、二趾跖骨连接部位中。

【主要功效】疏肝解郁，健脾化湿，调畅全身气机。

【主　　治】中风、头痛头晕、目赤肿痛、月经不调、癃闭以及下肢（含足部）疼痛、痿痹等。

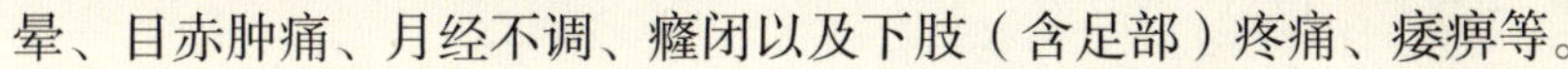

【推拿方法】用拇指指尖对穴位缓慢地进行垂直按压。一次持续 5 秒左右，到有酸胀感为止。

太溪穴

太溪穴为足少阴肾经的俞穴，是肾水经过和留止的穴位，因而古人称之为“回阳九针穴之一”。太溪穴为气血所注之处，因此，具有补肾益气的功能。

太溪穴是治疗多种症状的重要穴位之一。在中医治疗中，太溪穴可以配合肾俞穴、阴谷穴、膀胱俞穴、气海穴等穴位，有助于调节体内水液代谢，改善小便黄赤、频繁排尿等问题。太溪穴可以配合膻中穴、肺俞穴、尺泽穴等。这些配穴组合有助于清热化痰，缓解因痰热引起的咳嗽症状。

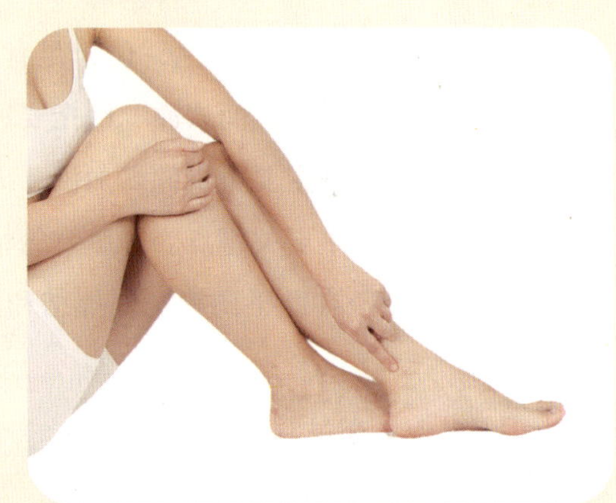

【定　　位】取穴时，可采用正坐，平放足底或仰卧的姿势，太溪穴位于足内侧，内踝后方与脚跟骨筋腱之间的凹陷处。

【主要功效】益肾纳气，滋补肾阴。

【主　　治】头痛目眩，咽喉肿痛，咳嗽，气喘，月经不调，失眠，健忘，阳痿，腰脊痛，下肢厥冷等。

【推拿方法】将手指放在脚背上，大拇指弯曲自上而下刮按，左、右脚的太溪穴可以同时进行按摩，力度宜轻柔，时间以持续 3~5 分钟为宜。

阳虚的推拿调理 >>>

阳虚是指阳气虚衰，通过按摩相关穴位，促进阳气流通，能够促进体内的气血运行，有效改善阳虚的症状。按摩肾俞穴、关元穴、三阴交等可以改善肾阳虚的症状，按摩内关和心经上的大穴可缓解心阳虚症状。

肾俞穴

肾俞穴有着重要的治疗作用，主要包括调补肾气、通利腰脊，有助于滋阴壮阳、利水消肿。临床上常用于治疗肾炎、肾绞痛、性功能障碍、月经不调、腰部软组织损伤等疾病。此外，肾俞穴还能治疗腰痛、生殖泌尿疾患（如遗尿、遗精、阳痿等）、耳鸣、耳聋等问题。按摩肾俞穴有助于缓解月经不调、阳痿等症状。

【定　　位】位于腰部，当第二腰椎棘突下，旁开 5 厘米。俯卧位，在第二腰椎棘突下，命门（督脉）旁开 5 厘米处取穴。

【主要功效】温补肾阳，强腰利水。

【主　　治】阳痿、遗精、早泄、腰膝酸软、耳聋、耳鸣等。

【推拿方法】两手搓热后用手掌上下来回按摩该穴位 50~60 次，两侧同时或交替进行。对肾虚腰痛等有防治作用。

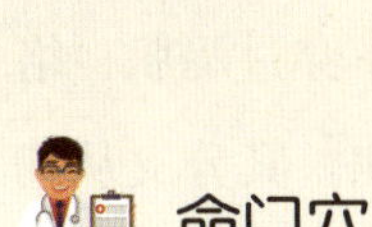

命门穴

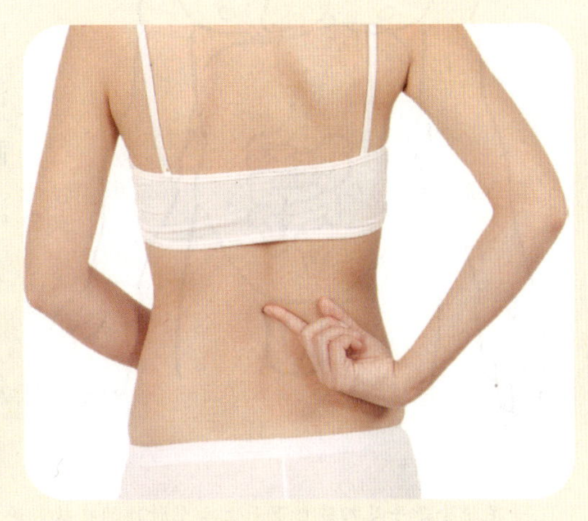

命门是位于人体督脉上的穴位，督脉在经络学当中主一身之阳，而且命门是和人体的两个肾脏相平齐，正好在两个肾脏的中间，所以它有很好的调整肾气、温补肾阳的作用。

【定　　位】人体后正中线

上，第二腰椎棘突下凹陷中。

【主要功效】补肾益气，补益肾精，舒筋活络。

【主　　治】腰膝酸软，尿频，泄泻，遗精，阳痿，早泄，头晕耳鸣，手足逆冷[①]等。

【推拿方法】将拇指指腹放于命门穴上进行适当力度的按揉，使局部有酸胀的感觉为宜，每次按揉 2~3 分钟。

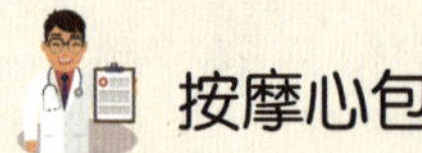

按摩心包经

人体手臂上有 6 条经络，心包经是其中之一。心包经起始于乳房旁的天池穴，沿着手臂内侧中线延伸至中指。心包经在人体经络系统中具有重要作用，能够调节气血循环和心率，对维护心脏健康至关重要，同时也有良好的养生保健效果。

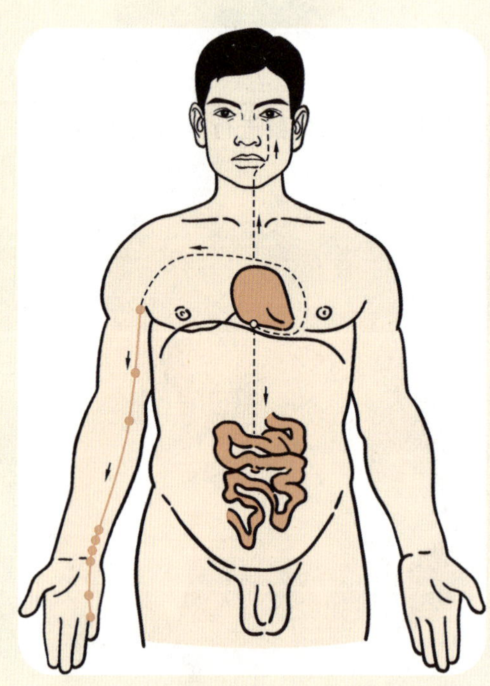

【定　　位】本经起于胸中，出属心包络，向下穿过膈肌，络于上、中、下三焦。其分支从胸中分出，出胁部当腋下 3 寸处天池穴，向上至腋窝下，沿上肢内侧中线入肘，过腕部，入掌中，沿中指桡侧至末端中冲穴。另一分支从掌中分出，沿无名指尺侧端行，经气于关冲穴与手少阳三焦经相接。

① 手足逆冷是手足四肢自下而上冷至肘膝的症状，通常由阳虚、寒凝、痰浊内阻、阳气郁阻等原因引起。

【主要功效】疏通经络、缓解疲劳、改善睡眠、协调阴阳、宽胸散结。

【主　　治】心胸烦闷、心痛、掌心发热、肘痛、喜笑不休等。

【推拿方法】根据中医理论，顺着经络循行的方向按摩有补益作用，而逆着经络循行的方向按摩则有泻的作用。例如，如果出现心气不足或心阳不振引起的心悸、胸闷气短等症状，可在手臂内侧，从腕部向肘部方向进行按摩。相反，如果是心火亢盛导致的心烦、口舌生疮、小便短赤、大便秘结等症状，可在手臂内侧，从肘部向腕部方向施行按揉推拿。

气血不足的推拿调理 >>>

气血不足的情况需要综合调理，除了调整饮食结构，补充营养，还应注重适当休息，避免过度劳累。推拿有助于缓解气血亏虚的症状，常用的推拿穴位包括太渊穴、三阴交穴、膻中穴、大敦穴、太冲穴、涌泉穴、关元穴和气海穴等。

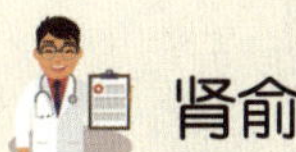

肾俞穴

膻中穴在胸部，是任脉上的腧穴，为心包之募穴、八会穴之气会。胸中两乳间叫作“膻”，该穴在两乳间，前正中线处，故名膻中。从中医经络学上讲，气会膻中，也就是人体的气机是由膻中穴总管和调理，所以与气机相关的问题，比如肝气郁结、腑气不通、心气虚等问题，都可以在穴位配伍的时候

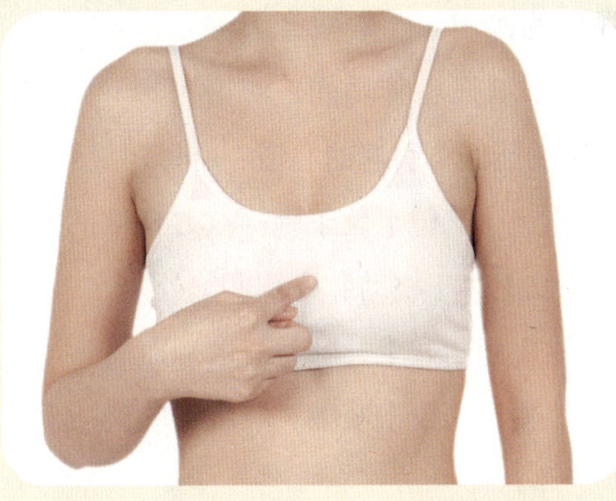

用到膻中穴进行治疗。

【定 位】位于胸部，当前正中线上，平第四肋间，两乳头连线的中点。取定穴位时，患者可采用正坐或仰卧的姿势。

【主要功效】理气止痛，生津增液。

【主 治】咳嗽，气喘，咯唾脓血，胸痹心痛，心悸，心烦，产妇少乳，噎膈，膨胀，胸部疼痛，腹部疼痛，心悸，过胖，过瘦，呃逆，乳腺炎，产后缺乳症等。

【推拿方法】用拇指或中指的指腹按摩该穴位30秒，以稍有疼痛感为宜。

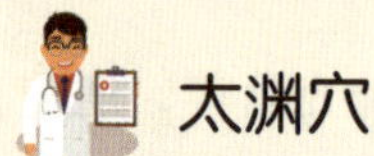

太渊穴

太渊穴位于手太阴肺经上，按摩该穴有助于补益肺气。手太阴肺经与肺脏密切相关，肺和心脏位于人体上焦的相近位置，两者在生理和病理上相互影响。因此，按摩太渊穴不仅有助于增强肺气，还可以起到强心的作用。经常按摩太渊穴有助于增强心肺功能，对于因心肺功能低下引起的心慌、心悸、气短等症状有显著的改善效果。

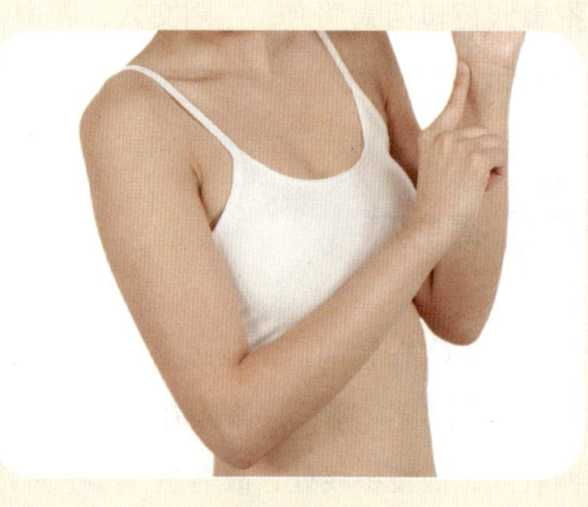

【定 位】位于腕横纹之桡侧凹陷，桡动脉搏动处。取穴时仰掌，在腕横纹上，于桡动脉桡侧凹陷处取穴。

【主要功效】补肺益气，理血通脉。

【主 治】咳嗽、哮喘、咳痰、手腕疼痛、面色苍白、气短乏力等。

【推拿方法】用拇指指腹用力点揉太渊 3 分钟，直至穴位处有酸胀感，能很快缓解咳喘。

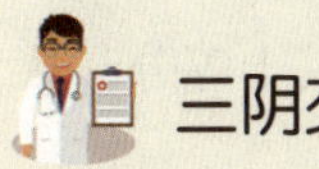

三阴交穴

三阴交是足太阴脾经中的重要穴位之一，也是足三阴经（肝、脾、肾经）的交会穴。经常按摩三阴交穴可以促进健脾祛湿、补肾固精、调节月经。此外，它对于改善消化系统问题也有一定的疗效，如缓解脾胃虚弱、消化不良、腹胀肠鸣和腹泻等症状。

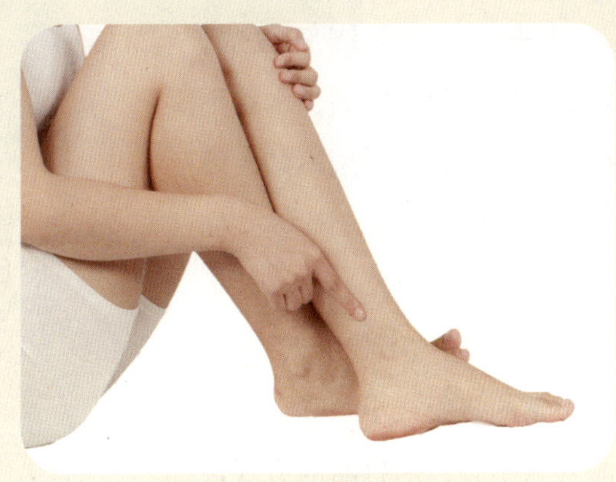

【定　　位】位于内踝尖直上 3 寸，胫骨内侧面后缘。

【主要功效】健脾利湿，调和气血，兼调肝肾。

【主　　治】脾胃虚弱，消化不良，腹胀肠鸣，腹泻，月经不调，阳痿，水肿，失眠等。

【推拿方法】用手掌的大鱼际，小鱼际或掌根在三阴交穴上进行直线来回摩擦，促进局部的血液循环。

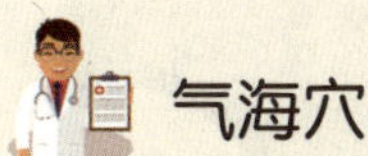

气海穴

气海穴是任脉中极为重要的一个俞穴。通常，位于脐下的俞穴都具有明显的补益作用，气海穴同样如此。它被称为气的海洋，能够调畅气机，是非常重要的强壮穴位之一，也是四大重要的补穴之一（“四大补穴”分别为关元、气海、命门、神阙）。经常推拿与按摩气海穴能有效治疗虚损和身体消瘦的情况，尤其对于极度虚损的状态有显著的补益作用。

【定　　位】人体气海穴位于下腹部，前正中线上，当脐中下 1.5 寸。取穴时，可采用仰卧的姿势，直线联结肚脐与耻骨上方，将其十等分，从肚脐下 3/10 的位置，即为此穴。

【主要功效】益气助阳，调经固精。

【主　　治】绕脐腹痛，水肿鼓胀，脘腹胀满，水谷不化，大便不通，泻痢不禁，癃淋，遗尿，遗精，阳痿，疝气，月经不调等。

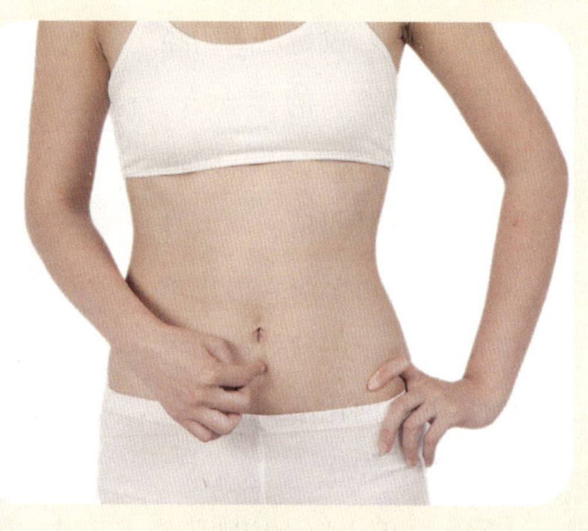

【推拿方法】找准穴位后，用手掌的掌面或小鱼际，以气海穴为中心，用打圈的方式进行按揉，先顺时针再逆时针，分别按揉 2~3 分钟。

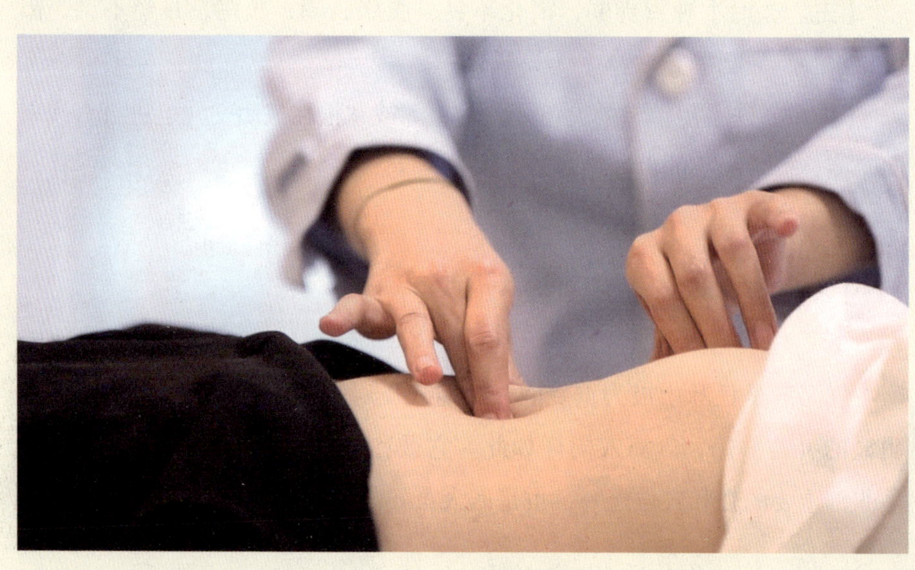

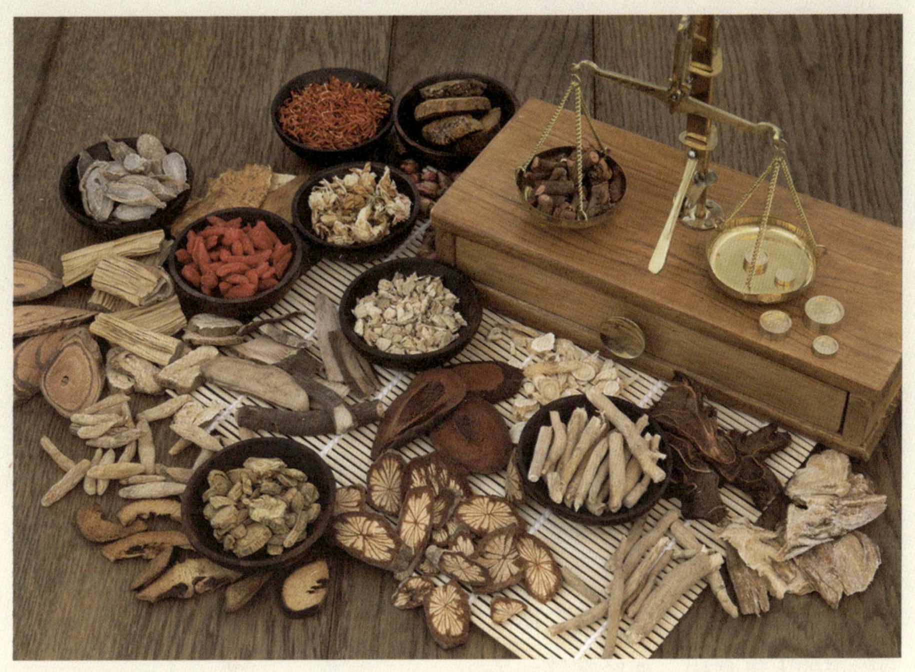

饮食疗法

饮食疗法，简称“食疗”。食疗在中医和许多传统医学中具有重要意义，它利用食物的性、味、归经来调整身体的气血阴阳，达到扶正祛邪的目的。另外，根据五行学说，食物的颜色与五行相对应，不同颜色的食物可以对应五脏，起到调和、滋补身体的作用。作为一种自然、温和且经济有效的疗法，食疗非常适用于身体虚弱、正气不足的人群。

食物的“性”>>>

食物按其“性”可以分为热、温、平、凉、寒五类。我们日常食用的食物中，以平性食物居多，温热类次之，寒凉的食物占比最少。

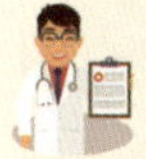

热性食物

热性食物有温热作用，如羊肉、辣椒、胡椒、大蒜、肉桂等，适合体质偏寒或处于寒冷季节的人群食用，这些食物有助于抵御寒冷，起到温中补虚的作用。

热性食物具有温阳散寒、补阳养气、活血通络的功效，适合体质偏阳虚的人群食用，如经常感到手脚冰凉、身体无力、容易腹泻或痛经的人群。

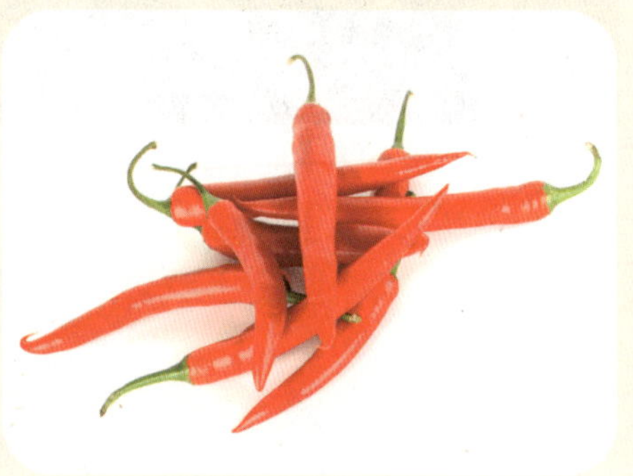

阴虚体质的人通常不宜食用辛辣、刺激性强的温热香燥食物，以及一些具有发散作用的食物，因为这些食物可能损伤阴液。此外，应少吃一些温热性的食物，如狗肉、羊肉、锅巴和各类炒货食物。对于热性的水果和蔬菜也要适度控制，如荔枝、龙眼、大蒜、韭菜等，过多食用可能耗损人体的阴液。

温性食物 >>>>>>

温性温和而不至于过热，如大枣、鸡肉、鸭肉、火鸡肉、花生、糯米、核桃等，常用于体质虚寒的人食用。温性食物适合寒性体质人群食用，有温补的作用，有助于改善体虚、贫血等症。对于阴虚型肥胖人群来说，适量食用温性食物有利于辅助减肥。

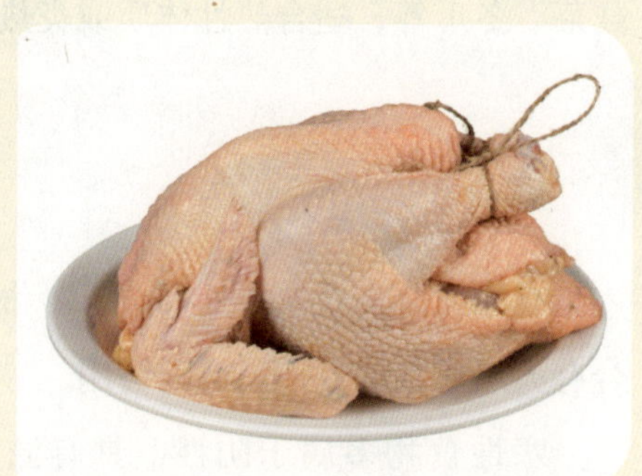

人参是温性食物，可以入药，也常用来炖汤。气虚的人、气血不足的人以及身体抵抗能力差的人适量食用人参有益。但是对于有热症的人群来说则不适宜，有阴虚干咳、吐血、面色偏红、大便干燥、血压偏高、脑溢血病史的人群需要禁止食用。

平性食物 >>>>>>

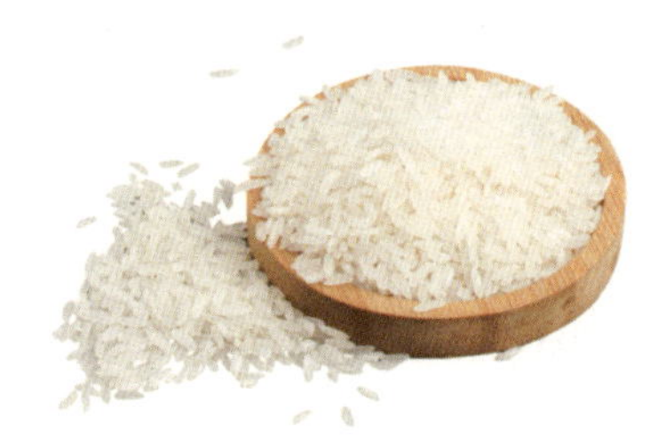

平性食物通常性质平和，其寒热性质不明显，不论寒证还是热证都可选用。较常见的谷物类、蔬菜类、坚果类食物有很多是平性食物，如大米、糯米、玉米、红薯、猪肉、黄豆、卷心菜、胡萝卜、豌豆、扁豆、蚕豆等，适合日常食用，有健脾养胃的作用。

凉性食物 >>>>>>

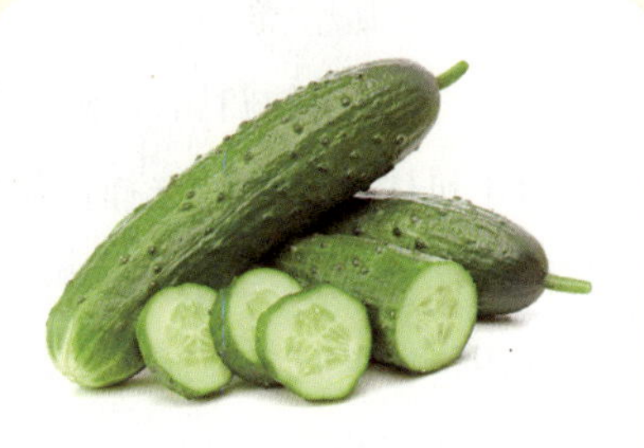

凉性食物有清凉解热的功效，通常被用来降低体内的火热属性以及养阴滋液。常见的凉性食物有西瓜、西红柿、黄瓜、空心菜、生菜、莲藕、

蕨菜、冬瓜等，适合热性体质或炎热季节食用，能清热解毒。

寒性食物 >>>>>>

有凉血降火的功效，如苦瓜、柚子、菊花、荸荠、桑椹、柿子等，适合有火热症状或夏季高温时食用。

寒性食物多属于阴性，具有滋阴润燥、清热泻火、凉血解毒的作用，适合体质偏阴虚的人群食用。如果体内出现上火症状，像口舌生疮、牙龈肿痛、咽喉疼痛，可以通过吃寒性的食物辅助去火。

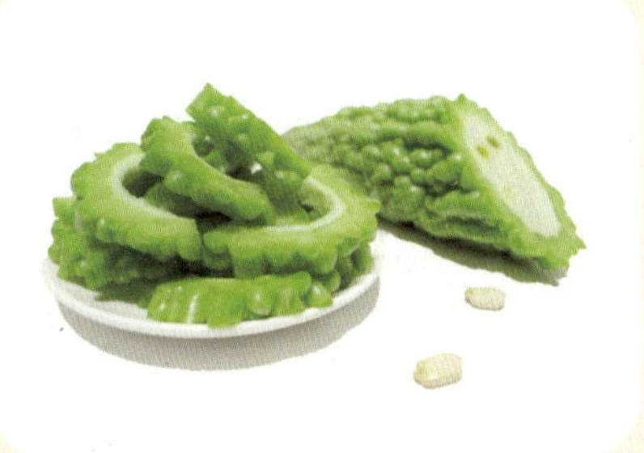

阳虚体质的人则不建议食用过多性质过于寒凉的食物，以免损伤阳气。在适量食用时可以加辣椒、花椒、生姜等性温热的食物一同食用以中和食物的性质。

食物的“味”与“归经” >>>

结合长期的食疗实践，中医认为不同滋味的食物通常有着不同的作用，而相同滋味的食物则常常具有共同的特性。这里所指的食物“味”，既包括食物的实际味道，也可能涉及更抽象的概念。食物按其“味”可分为辛、甘、酸、苦、咸五类。

“归”是作用的归属，“经”是对脏腑经络的概括。食物的归经就是指食物对于机体某部分的选择性作用，即主要对于某脏腑及其经络发生明显的作用，而对其他经则作用较小或没有作用。有的食物可以同时对多个脏腑起作用，可以归多种经，比如小麦归属于心、脾、肾经。

食物的归经是以脏腑、经络理论为基础，以所治之具体病证为依据的，是食物应用规律的总结。食物的归经属性不仅取决于其本身的性质，还与人体的生理状况息息相关。

根据中医五行学说，不同性味的食物分别对机体五脏六腑、经络等部位产生不同的滋养和治疗作用，即所谓的酸入肝、苦入心、甘入脾、辛入肺、咸入肾。中医依据这些联系确立了食疗养生的原则。

酸味食物归肝经：酸味食物如荔枝、乌梅、山楂、枸杞子、菊花、马齿苋等。酸性食物大多具有收敛固涩、止泻作用，适量食用可补肝，起到滋肝阴、养肝血，防止肝血不足、平熄肝火和促进胆汁生成的作用，但过量则可能导致肝气过旺。

苦味食物归心经：苦味食物如苦瓜、莴笋、苦菊、茴香、苦杏仁、茶叶、莲子芯等，具有清热泻火、除燥湿的作用，可用于泻心火、固心阴，对于热证和湿证都有很好的调理作用。

甘味食物归脾经：甘味食物有米面杂粮、蔬菜、干鲜水果、鸡鸭鱼肉类等。甘味食物能补益生津、润燥，有助于滋补和调理体液，适当食用可养护脾胃之气。

辛味食物归肺经：辛味食物如生姜、大葱、洋葱、辣椒、韭菜、薄荷等，能解表散寒、温中行气，适当食用可以理顺肺气，对于气血阻滞或风寒湿邪等情况有很好的调理作用。

咸味食物归肾经：如海带、紫菜、猪肉、螃蟹、海蜇、海参、墨鱼、虾、蛤蜊等，有助于软化痰核、下气通便、软坚散结，适量食用可以养肾气，但过量则可能抑制心气，另外，患有心脏病、高血压、部分肾病的人不宜多食用。

五味之中以甘味食物最多，咸味与酸味次之，辛味更少，苦味最少。在我们的日常饮食中，应以甘味食品为主，同时兼顾其他四味以保持口感的平衡。在气候寒冷或受到外感风寒影响时，可以适量增加辛热食物的摄入，有助于祛寒和驱散表浅的寒邪。当气候炎热或患有热性病时，可适度增加苦味或寒性食物，有助于清热降火。饮食中可以适量加入酸味和苦味食品，有助于开胃、助消化。此外，适量食用咸味食物可以起到补肾益精的作用。

除了肝、心、脾、肺、肾这五脏以外，还有的食物食之可以作用于其他脏腑，比如说，归胃经的食物，如粳米、粟米、糯米、扁豆、土豆、牛肉等；归膀胱经的食物如刀豆、冬瓜、黄豆芽、白菜、水芹、鲤鱼等；归小肠经的食物如冬瓜、苋菜、菠菜、莴笋、食盐等；归大肠经的食物如荞麦、马齿苋、茄子、白菜、菠菜、萝卜、木耳等。

“五色”食物养生 >>>

中医认为药食同源，多吃五色的食物可以起到调和五脏的功效。《灵枢 · 五色》中记载：“以五色命藏，青为肝，赤为心，白为肺，黄为脾，黑为肾，五脏生气各有所旺，故五脏常色应随五行之人而见。”

白色在五行中属金，入肺，有润肺益气行气的功效，多吃白色食物，利于益气，对肺部有帮助。代表食物：山药、白萝卜、银耳、鱼肉、鸡肉、火龙果、百合、茭白、莲藕、米、面、豆腐、竹笋及凉薯等。

红色在五行中属火，为阳，大多数具有补益气血的作用，常食能使气血充盈。

代表食物：红苹果、红辣椒、红豆、红薯、胡萝卜、红枣、西红柿、山楂、香椿、草莓、桑椹、猪肉等。

青色在五行中属木，入肝。青色食物主要指青绿叶蔬菜和瓜果，具有清热、补肝养血的作用，对保护肝脏有好处。代表食物：芹菜、黄瓜、菠菜、青椒、空心菜、绿豆等。

黄色在五行中属土，入脾胃。黄色食物主要包括豆类和豆制品，还有黄色的水果和蔬菜以及蛋类，对健胃养脾有帮助。代表食物：黄玉米、黄豆、板栗、柿子、柑橘、南瓜、香蕉等。

黑色在五行中属水，入肾。黑色食物包括颜色呈黑色、紫色或深褐色的各种天然动、植物。经常食用能增强肾气，防衰老，对生殖泌尿系统有好处。代表食物：乌骨鸡、黑芝麻、黑豆、黑糯米、香菇、黑木耳、紫米、黑荞麦、紫菜、甲鱼、墨鱼等。

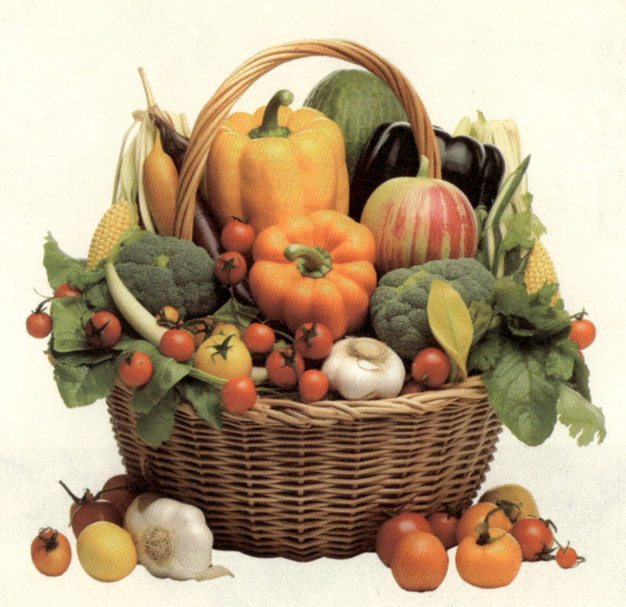

伍 补益药的选择与应用

XUSUN

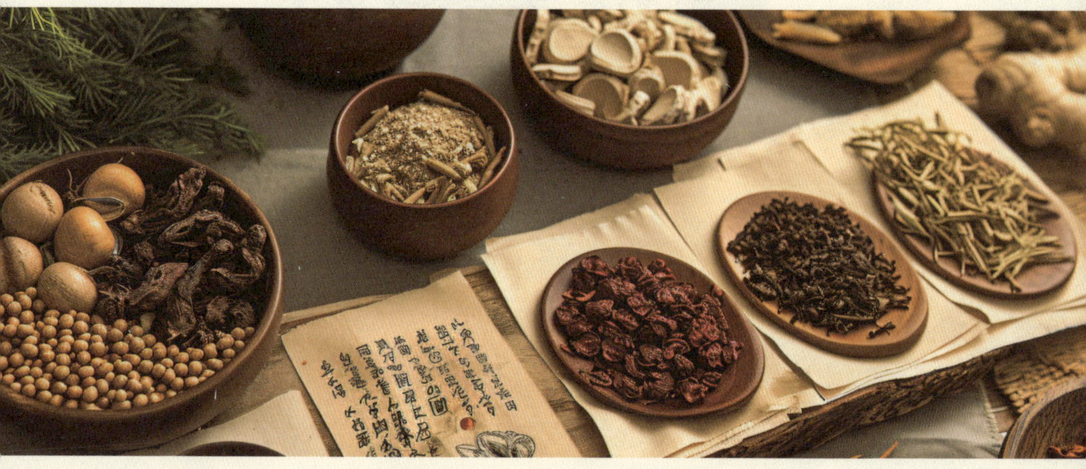

常见的补益中药有超过两百多种，它们被用于组合成各种方剂。补益药物主要有补益亏损、增强活动机能、提升抗病能力、消除虚弱证候等目的，又称为补虚药，它们的主要作用有益气、养血、滋阴、助阳。

根据药物的归经，可以细分为大补元气、补气升阳、补肺气、补脾气、补心气等不同的作用。不同的药物都有其适用与禁忌证，本章将介绍一些较为常用的补益药。

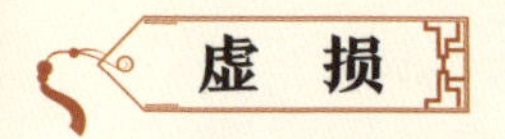

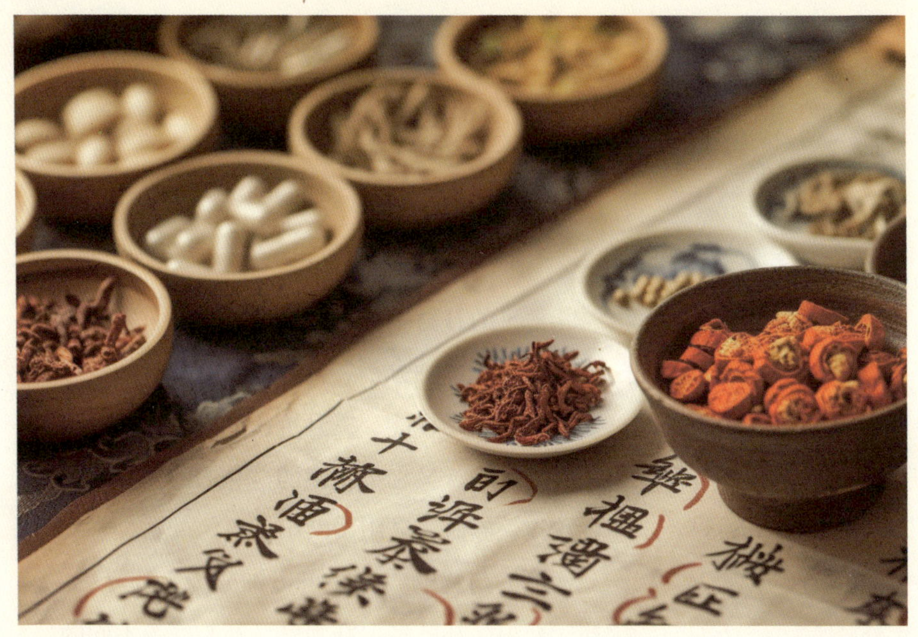

补气药类

补气类药物可以粗略地分为益气固表和益气健脾等类。

益气固表类药物有人参、党参、西洋参、太子参、黄芪等。这些药物有益气固脱，补肺强心、健脾益胃等作用，两种配合应用能更显著地提高疗效，比如党参常与黄芪配伍，起到益气升阳、敛表固汗的功效。根据虚损病位与证型的不同，配合相应的药物组成方剂，如补中益气汤、生脉散、四君子汤等。

益气健脾及开胃类药物有白术、茯苓、白扁豆、怀山药、炙甘草、山楂、鸡内金、谷麦等。这类药物多性甘、味平或微温，有补脾健胃、消食导滞的作用。这类药物并不是直接补气，而是通过强健脾胃，起到增进饮食、促进消化，使脏腑营养得以充盈，起到间接补气的目的。

“五色”食物养生 >>>

人参 >>>>>>

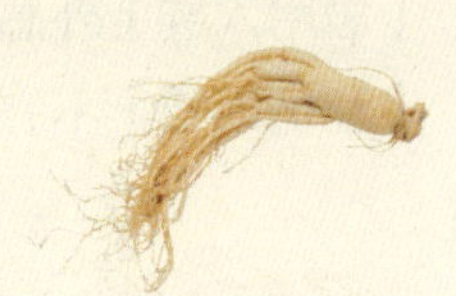

【别　　名】神草、地精。

【性味归经】性微温，味甘、微苦；归脾、肺、心、肾经。

【功效主治】大补元气，复脉固脱，补脾益肺，生津养血，安神益智。

【适宜人群】大病、久病所致元气虚极欲脱，气息微弱者。

【忌用人群】阴虚火旺者，感冒未愈者，内有实火者，高血压、高脂血症患者。

【配伍须知】不宜与藜芦、五灵脂同用，服药期间不宜喝浓茶。

党参 >>>>>>

【别　　名】狮头参、中灵草。

【性味归经】性平，味甘；归脾、肺经。

【功效主治】益肺阴、清虚火、生津止渴。用于肺虚久嗽、失血、咽干口渴、虚热烦倦、胃火牙痛。

【适宜人群】肺热燥咳、四肢倦怠者，肺结核、慢性肝炎等疾病患者。

【忌用人群】体质虚寒、胃有寒湿者，咳嗽、消化不良、流行性感冒患者。

【配伍须知】忌与藜芦配伍。

虚 损

西洋参 >>>>>>

【别　　名】洋参，花旗参。

【性味归经】性凉，味甘、微苦；归心、肺、肾经。

【功效主治】补肺、补气。用于热伤气津所致的身热汗多、病后虚弱、气阴不足、自汗口渴、肺燥干咳。

【适宜人群】神疲乏力、食少倦怠者，肺虚久咳气喘者，贫血、自汗、糖尿病等患者。

【忌用人群】外感患者，风寒感冒未愈者，内火旺盛者。

【配伍须知】不宜与藜芦配伍。

太子参 >>>>>>

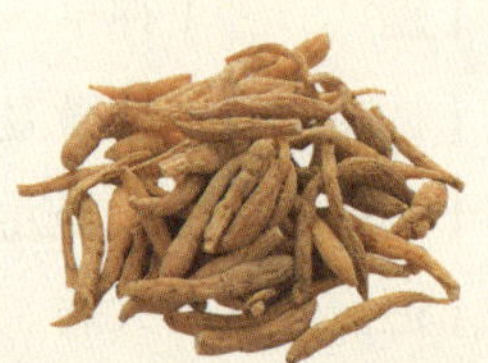

【别　　名】孩儿参、童参。

【性味归经】性平，味甘、微苦；归肺、脾经。

【功效主治】益气健脾，生津润肺。

【适宜人群】病后虚弱、气阴不足、自汗口渴者，食欲不振者，干咳患者。

【忌用人群】气滞者，肝火旺者。

【配伍须知】忌与藜芦、五灵脂同用。

黄芪 >>>>>>

【别　　名】百本、百药绵、独椹。

【性味归经】性微温，味甘；归肺、脾经。

【功效主治】补气升阳、利水消肿、托毒排脓，敛疮生肌。用于气虚乏力、食少便溏、水肿尿少、肺气虚弱、表虚自汗、内热消渴、气虚血滞。

【适宜人群】脾虚泄泻、气血不足者，慢性肝炎、低血压、糖尿病、肾炎患者。

【忌用人群】实证及阴虚阳盛者，面部感染、消化不良、上腹胀满者。

【配伍须知】忌与白鲜皮配伍，会降低药效。

白术>>>>>>

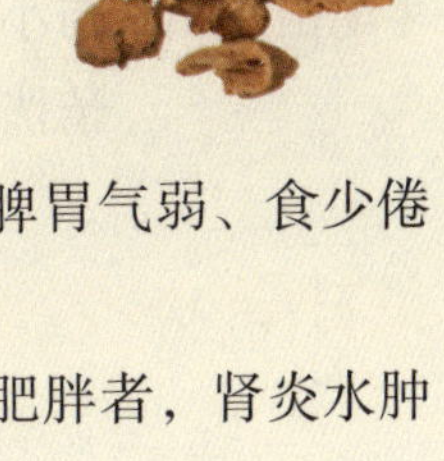

【别　　名】山蓟、冬术、山芥。

【性味归经】性温，味苦、甘；归脾、胃经。

【功效主治】补气健脾、燥湿利水、止汗、安胎。用于脾胃气弱、食少倦怠、少气无力、虚胀腹泻、水肿、黄疸。

【适宜人群】自汗易汗者，脾虚腹泻者，气虚胎动者，肥胖者，肾炎水肿者，高血压患者。

【忌用人群】高热、阴虚火盛、津液不足、烦渴、小便短赤、胃胀腹胀者。

【配伍须知】忌与土茯苓配伍，两者同食会降低药性。

山药>>>>>>

【别　　名】山芋、薯蓣。

【性味归经】性平，味甘；归脾、肺、肾经。

【功效主治】补脾养胃、生津益肺、补肾涩精。用于脾虚食少、久泻不止、肺虚喘咳、肾虚遗精、带下、尿频、虚热消渴等。

【适宜人群】脾虚、肺阴不足、肾阴不足者，头晕耳鸣者，贫血、神经衰弱患者。

【忌用人群】肠胃积滞者，阴虚燥热者，感冒、便秘患者，疔疮疖肿者，皮肤瘙痒者。

【配伍须知】忌与碱性药物（如胃乳片）搭配食用。

大枣>>>>>>

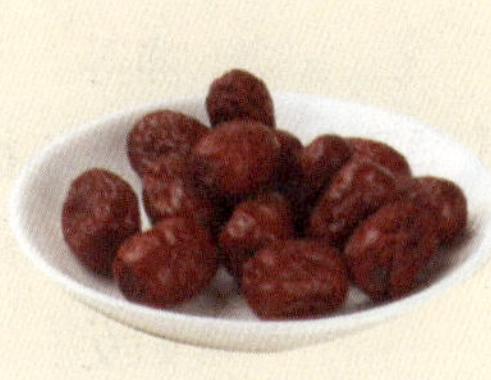

【别　　名】干枣、红枣。

【性味归经】性温，味甘；归脾、胃、心经。

【功效主治】补中益气、养血安神。用于脾虚食少、乏力便溏、气血津液不足、营卫不和、养心安神、心悸怔忡。

【适宜人群】脾虚食欲不振者，骨质疏松者，贫血、体虚患者。

【忌用人群】牙痛、便秘、消化不良、咳嗽、高血糖、高脂血症患者，痰多者。

【配伍须知】与小麦、甘草等同用，可治疗心阴不足、肝气失和引起的神情恍惚、心中烦乱、睡眠不安。

炙甘草 >>>>>>

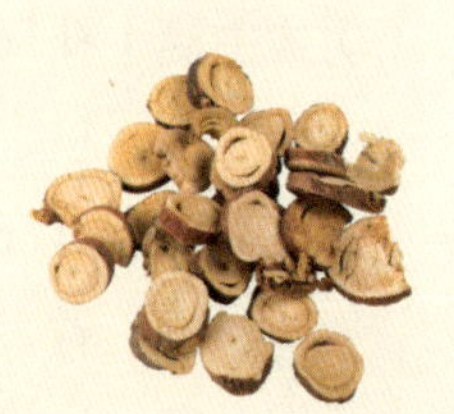

【别　　名】蜜炙甘草。

【性味归经】味甘，性平，归心、肺、脾、胃经。

【功效主治】补脾益气、清热解毒、祛痰止咳、缓急止痛。用于治疗脾胃虚弱、倦怠乏力、心悸气短、咳嗽痰多、脘腹、四肢挛急疼痛、痈肿疮毒等情况。

【适宜人群】有气虚或脾虚症状的人；因咳嗽或咽喉不适而需要润肺的人；此外，心脏功能较弱、容易疲劳的人群也可酌情使用。

【忌用人群】腹胀不适、痰湿内盛、内热壅盛的人群不宜使用炙甘草。

【配伍须知】不宜与海藻、大戟、芫花、甘遂等一同服用。

山楂 >>>>>>

【别　　名】映山红果、酸枣。

【性味归经】性微温，味酸、甘；归脾、胃、肝经。

【功效主治】消食健胃、行气散瘀、化浊降脂。用于治疗肉食积滞、胃脘胀满、泻痢腹痛、血瘀经闭痛经、产后瘀阻腹痛、心腹刺痛等。

【适宜人群】食欲不振、食积腹胀者。

【忌用人群】脾胃虚弱者，胃酸分泌过多者，胃溃疡患者，孕妇及哺乳期妇女。

【配伍须知】与橘核、荔枝核同用，可治疗疝气疼痛。

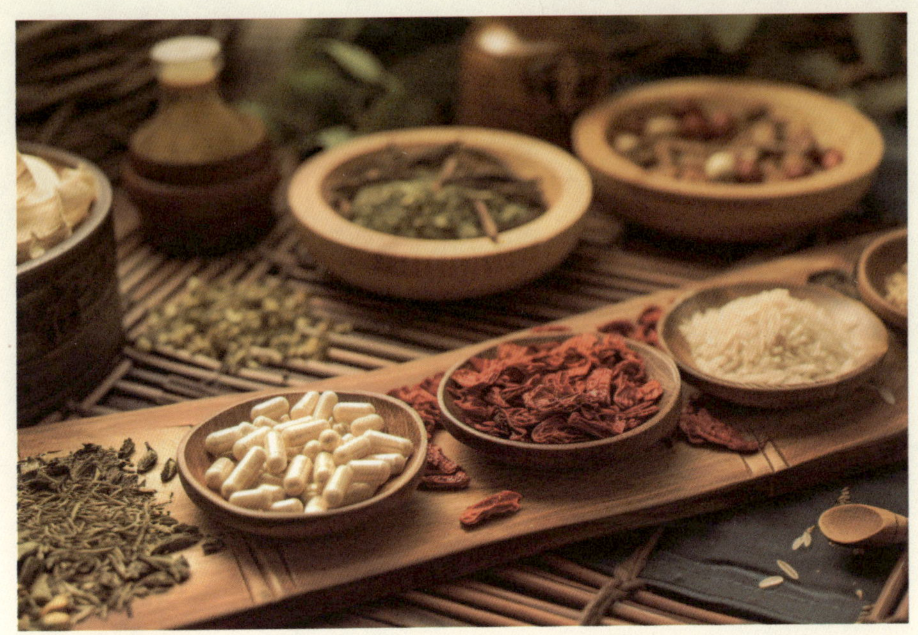

补阳药类

我们通常说补阳类药物，包括四个方面，温阳、扶阳、通阳和壮阳等。

温阳是用温热的方药扶助阳气治疗里寒实证，如寒邪克胃的胃痛、阴寒凝滞的胸部闷痛等，治疗方法宜用温阳散寒，常用药物有制附片、肉桂、桂枝、干姜、炮姜、吴茱萸、小茴香等。

扶阳是用甘温、咸温等药补益阳气治疗阳虚的一种方法。肾为阳气之本，故补阳多指补肾阳。症见怕冷、腰膝酸痛、软弱无力、阳痿滑精等，常用药物有紫河车、肉苁蓉、巴戟天、补骨脂、锁阳、续断、菟丝子、狗脊、沙菀子、冬虫夏草、益智仁、骨碎补、核桃肉等。

通阳是指治疗寒湿阻遏、痰凝瘀阻等导致阳气不通的方法。如胸阳为痰浊阻闭的胸痹证，用瓜蒌薤白白酒汤；寒凝瘀阻血脉引致四逆厥冷，用当归四逆汤等。常用中草药有薤白、杜仲、淫羊藿等。

壮阳类药物多为味甘、咸，性温之品，主要功能为温肾壮阳，扶阳散寒，适用于阳虚寒盛证。常用药物有鹿茸、蛤蚧、仙茅、海马、海狗肾、阳起石、韭菜子等。

肉桂 >>>>>>

【别　　名】中国肉桂、玉桂、牡桂、菌桂。

【性味归经】味辛、甘，性大热。

【功效主治】镇静镇痛、补火壮阳、活血通经。用于宫冷、腰膝冷痛、肾虚作喘。

【适宜人群】食欲不振、胃寒冷痛、产后腹痛者。

【忌用人群】急性炎症、红斑狼疮患者；孕妇应谨慎食用。

【配伍须知】不宜同石脂、紫草、番泻叶、附子等配伍应用。

干姜 >>>>>>

【别　　名】白姜、均姜、干生姜。

【性味归经】味辛，性热。归脾、胃、心、肺经。

【功效主治】祛寒邪、助阳气、温中散寒。用于治疗中焦虚寒、阳衰欲脱与寒饮犯肺喘咳等病。

【适宜人群】脾胃虚寒者，寒饮伏肺者，阳气不足者。

【忌用人群】阴虚内热者和血热妄行者及孕妇。

【配伍须知】可以与枸杞、白术、党参、红枣、川贝母等一起搭配。

肉苁蓉 >>>>>>

【别　　名】大芸（淡大芸）、寸芸、苁蓉（甜苁蓉、淡苁蓉）。

【性味归经】味甘、咸，性温，归肾、大肠经。

【功效主治】补肾阳、益精血、润肠通便。用于勃起功能障碍，不孕，腰膝酸软，筋骨无力，肠燥便秘等症。

【适宜人群】肾阳亏虚者和肠燥津枯便秘者。

【忌用人群】阴虚火旺者、便溏泄泻者和热结便秘者。

【配伍须知】避免与锁阳等温补药物同服。

巴戟天 >>>>>>

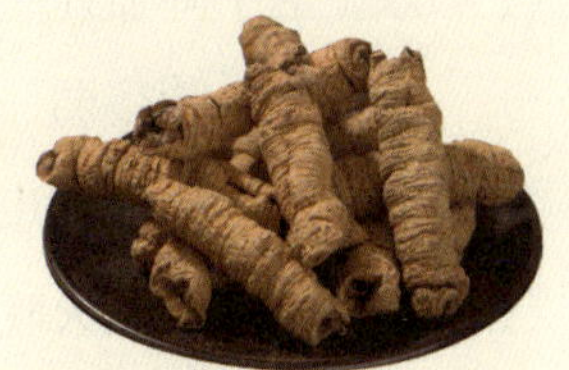

【别　　名】鸡肠风、鸡眼藤、黑藤钻。

【性味归经】味辛、甘，性微温。归肾、肝经。

【功效主治】补肾助阳、祛风除湿。用于勃起功能障碍、小便频数、宫冷不孕、风湿腰膝痛苦、肾虚腰膝酸软等症。

【适宜人群】肾虚、阳痿、遗精、宫冷不孕、风湿痹痛症状人群。

【忌用人群】巴戟天过敏者，阴虚火旺者，热病者，孕妇等。

【配伍须知】可以与菟丝子、杜仲、山茱萸以及橘核等药物配伍。

冬虫夏草 >>>>>>

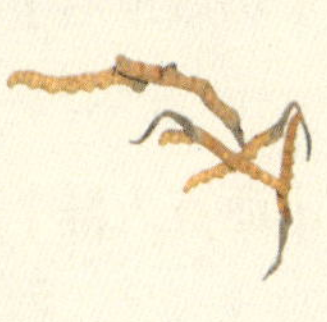

【别　　名】虫草、冬虫草。

【性味归经】性平，味甘；归肾、肺经。

【功效主治】补肾益肺、止血化痰。用于肾虚精亏、阳痿遗精、腰膝酸软、久咳虚喘、劳嗽痰血。

【适宜人群】肾气不足、腰膝酸痛者，肾虚腰痛、阳痿遗精、肾功能衰竭患者。

【忌用人群】肺热咯血者，儿童、孕妇及哺乳期妇女，感冒发热、脑出血者。

【配伍须知】可单用泡酒服，或与淫羊藿、杜仲、巴戟天等同用，可治肾阳不足引起的阳痿遗精、腰膝酸痛。

杜仲 >>>>>>

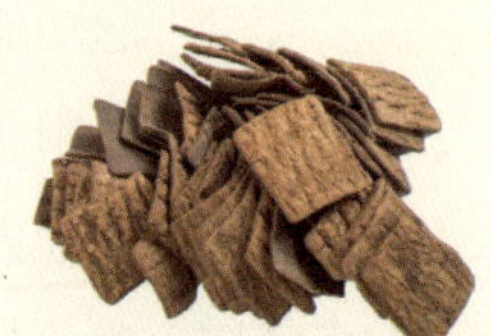

【别　　名】胶树、棉树皮。

【性味归经】性温，味甘；归肝、肾经。

【功效主治】降血压、补肝肾、强筋骨、安胎气。用于治疗腰脊酸疼、足膝痿弱、小便余沥、阴下湿痒、筋骨无力、妊娠漏血等。

【适宜人群】高血压患者，中老年人肾气不足者，腰脊疼痛者。

【忌用人群】阴虚火旺、少尿、尿黄者。

【配伍须知】不能搭配蛇皮、玄参使用。

灵芝 >>>>>>

【别　　名】灵芝草、菌灵芝。

【性味归经】性平，味甘；归心、肺、肝、肾经。

【功效主治】补气安神、止咳平喘。用于虚劳、惊悸、失眠、头晕、体倦神疲、久咳气喘等症。

【适宜人群】失眠心悸、不思饮食、贫血、体质虚弱、肾虚阳痿者。

【忌用人群】肥胖、消化不良、阴虚内热者。

【配伍须知】与山茱萸、人参、山药等补虚药配伍，可治虚劳短气、不思饮食。

鹿茸 >>>>>>

【别　　名】鹿茸、鹿茸片、血鹿茸。

【性味归经】味甘、咸，性温。归肝、肾经。

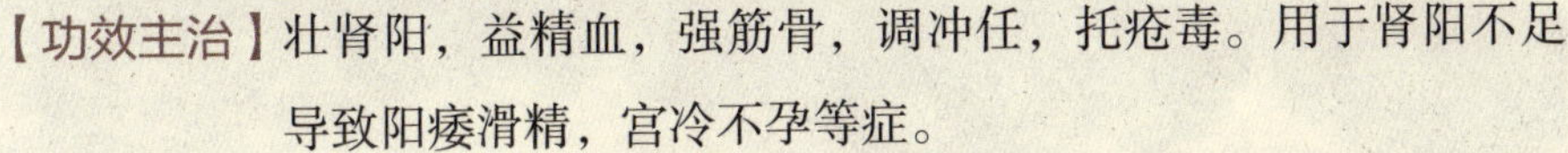

【功效主治】壮肾阳，益精血，强筋骨，调冲任，托疮毒。用于肾阳不足导致阳痿滑精，宫冷不孕等症。

【适宜人群】中老年人，畏寒怕冷、身体虚弱者，宫寒女性，性功能衰退者。

【忌用人群】感冒发热时、孕妇、高血压人群、睡眠障碍者、热性体质者等慎用。

【配伍须知】可以将其搭配人参、黄精、三七等药。

蛤蚧 >>>>>>

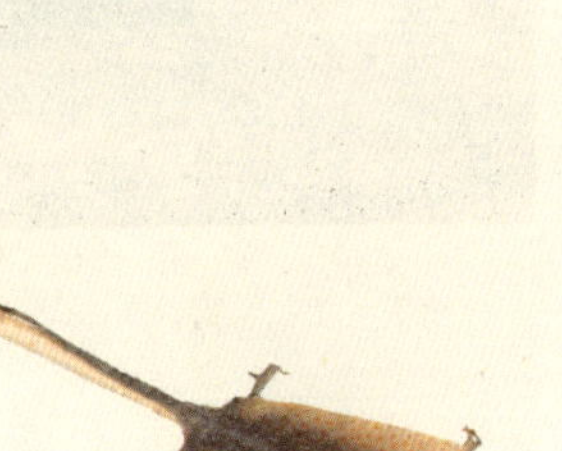

【别　　名】大壁虎、仙蟾、多格。

【性味归经】性平，味咸。归肺、肾经。

【功效主治】补肺益肾、纳气定喘、助阳益精。

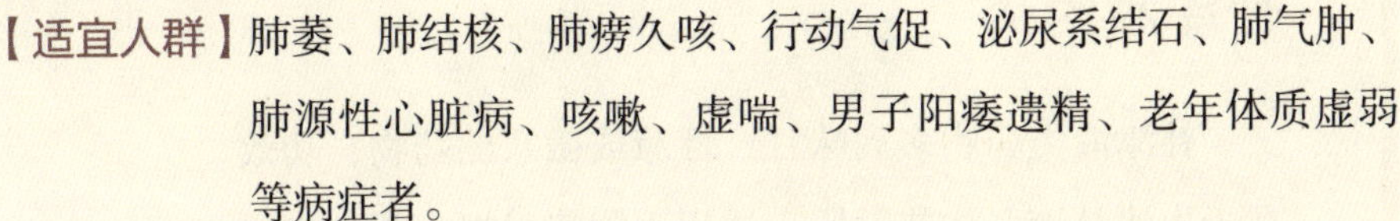

【适宜人群】肺萎、肺结核、肺痨久咳、行动气促、泌尿系结石、肺气肿、肺源性心脏病、咳嗽、虚喘、男子阳痿遗精、老年体质虚弱等病症者。

【忌用人群】阴虚火旺体质者，风寒感冒、咳嗽气喘、大叶性肺炎等病症者。

【配伍须知】可与淫羊藿、巴戟天、菟丝子等配伍。

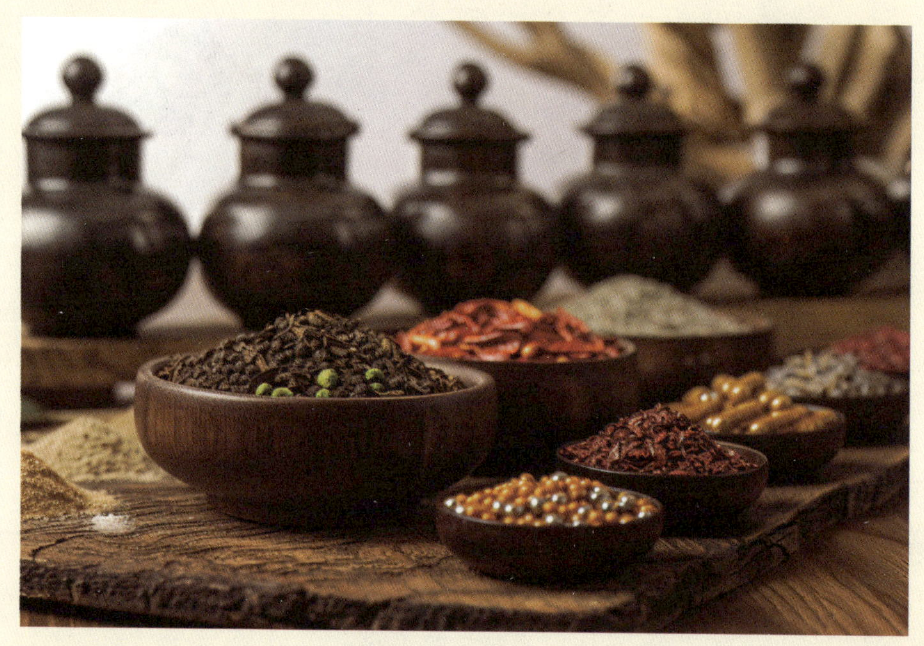

补津液药类

补津液类药物多属味甘、性凉或微寒的药物，功效在于生津补液，清热益阴，适用于阴津亏损、阴虚热盛等证。常用药物有鲜芦根、天花粉、北沙参、南沙参（土明参）、鲜玉竹、鲜石斛、鲜麦冬、鲜生地、生谷芽、芦根、甘蔗汁，以及各种鲜水果汁等。

实用中草药 >>>

芦根 >>>>>>

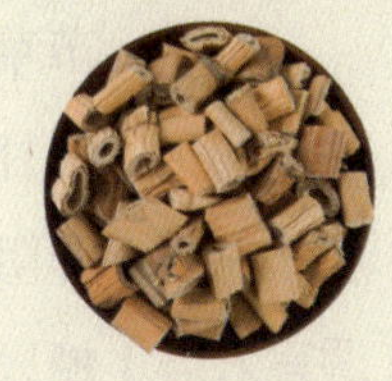

【别　　名】芦茅根、苇根、芦头、芦柴根。

【性味归经】性寒，味甘。归肺、胃经。

【功效主治】清热泻火，生津止渴，除烦，止呕，利尿。用于热病烦渴，肺热燥咳，疮疡肿毒、热淋涩痛等疾病。

【适宜人群】热病烦渴、肺热咳嗽、肺痈吐脓、胃热呕吐、肺热咳嗽等人群。

【忌用人群】脾胃虚寒的人，感冒或体寒的人以及肠胃不适的人以及孕妇等。

【配伍须知】不宜与桑枝、甘草、黄芪等配伍。

玉竹 >>>>>>

【别　　名】荧、委萎、女萎。

【性味归经】味甘、性微寒，入肺经、胃经、心经。

【功效主治】养阴润燥、生津止咳以及益气清心。用于肺燥热、津液枯涸以及口干舌燥等症。

【适宜人群】胃火旺盛、燥热消渴以及多食易饥者。

【忌用人群】胃有痰湿气滞、脾虚便溏者需谨慎食用。阴病内寒者不宜食用。

【配伍须知】常见的配伍药材包括沙参、桔梗、地黄等。

铁皮石斛 >>>>>>

【别　　名】铁皮枫斗、耳环石斛、铁皮兰、黑节草等。

【性味归经】味甘，性微寒，归胃、肾经。

【功效主治】养阴清热、益胃生津。用于热病津伤、口干烦渴的不适症状。

【适宜人群】糖尿病患者、视力较差者、腰膝无力者等。

【忌用人群】脾胃虚寒、寒湿体质、孕妇、婴幼儿及对本品过敏者。

【配伍须知】常与西洋参、麦冬、沙参、枸杞子等配伍。

4. 麦冬 >>>>>>

【别　　名】麦门冬、沿阶草。

【性味归经】性甘、微苦；味微寒；归心、肺、胃经。

【功效主治】养阴润肺、益气生津、清心除烦等。用于治疗阴虚所导致的咽干舌燥、口渴、干咳、心悸、肠燥便秘等症。

【适宜人群】肺阴虚或胃阴虚患者。

【忌用人群】过敏患者、脾胃虚寒患者和儿童以及寒证患者。

【配伍须知】可与黄芪、人参、甘草、桑叶、五味子等搭配。

5. 生地 >>>>>>

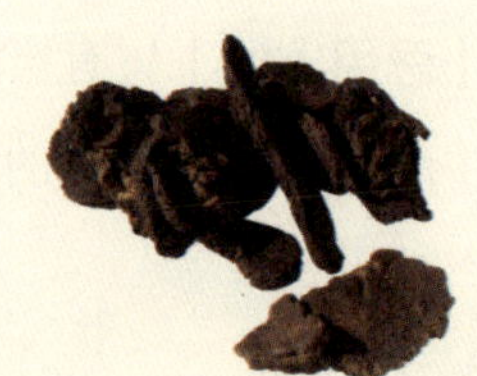

【别　　名】生地黄、怀庆地黄、地髓等。

【性味归经】味甘，性寒；归心、肝、肾经。

【功效主治】清热生津，凉血止血。用于热病伤阴，舌绛烦渴，发斑发疹，吐血，咽喉肿痛。

【适宜人群】适合月经不调、阴虚发热、消渴的患者。

【忌用人群】孕妇、脾胃虚寒者、便秘患者以及感冒发热期间的人群，都应谨慎使用。

【配伍须知】可以搭配牡丹皮、玄参、蜂蜜等。

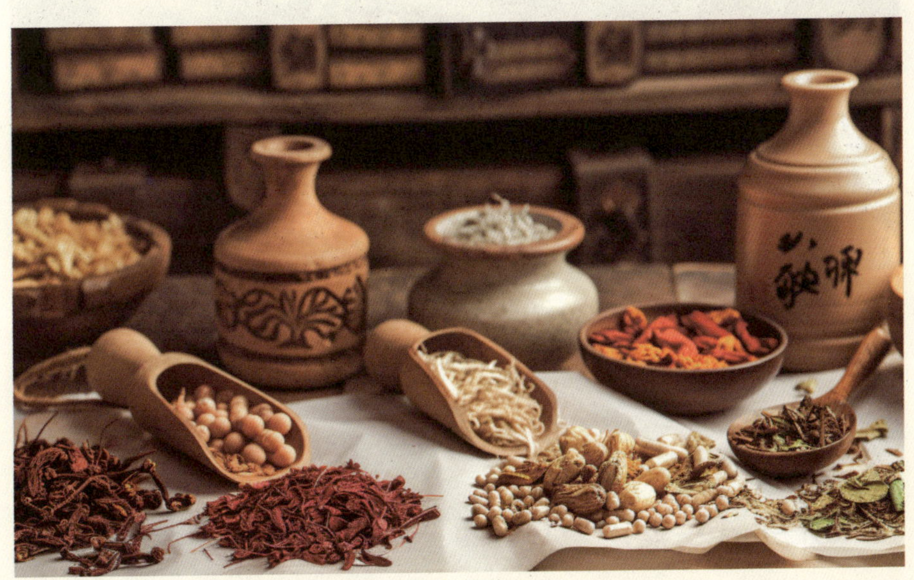

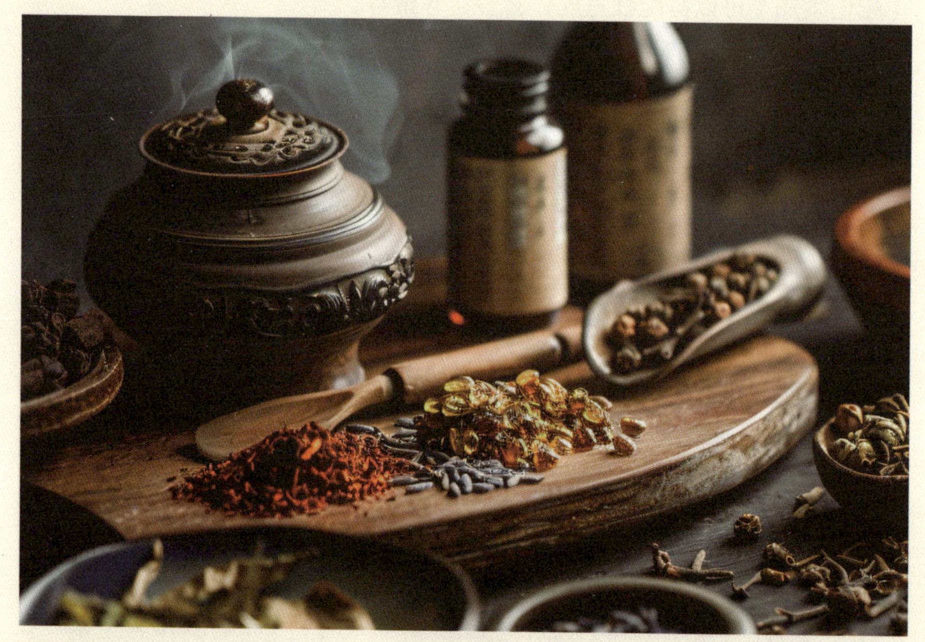

补营血药类

补营血类的药物主要分为两大类，一类为味甘、性温；一类为味苦、性微凉，以达到养营补血、活血、止血等功效，主要用于治疗血虚、血瘀及出血等证。常用药物有当归、阿胶、鸡血藤膏、丹参、仙鹤草、熟地黄、制何首乌、白芍、大枣等。

1. 当归>>>>>>

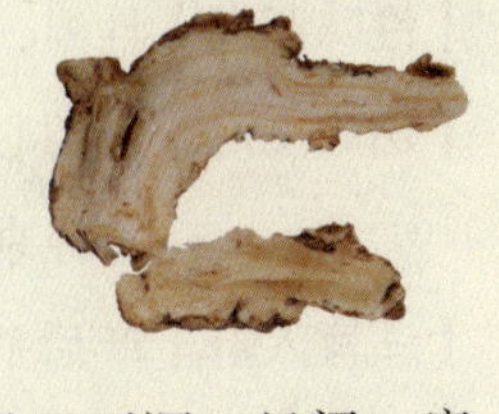

【别　　名】云归、马尾归。

【性味归经】性温，味甘、辛；归肝、心、脾经。

【功效主治】补血活血、调经止痛、润肠通便。用于月经不调、经闭、痛经、跌打损伤等症。

【适宜人群】腹胀疼痛、月经不调、气血不足者，血虚便秘者，产后、病后体虚者。

【忌用人群】湿盛中满、大便溏泄者。

【配伍须知】与羌活、防风、秦艽等药配伍，可活血、散寒、止痛。

2. 阿胶>>>>>>

【别　　名】驴皮胶、傅致胶。

【性味归经】性平，味甘；归肺、肝、肾经。

【功效主治】滋阴润燥、补血止血、安胎。用于眩晕、心悸失眠、血虚胎漏、虚痨咳嗽、吐血、便血、月经不调。

【适宜人群】体质虚弱、血虚萎黄、眩晕心悸者，贫血患者，月经不调者、妊娠胎漏者。

【忌用人群】素体内热较重，口干舌燥、潮热盗汗者，脾胃有湿、大便稀溏者。

【配伍须知】与天冬、麦冬、百部等滋阴润肺药同用，可治疗肺肾阴虚，劳嗽咯血。

3. 龙眼肉>>>>>>

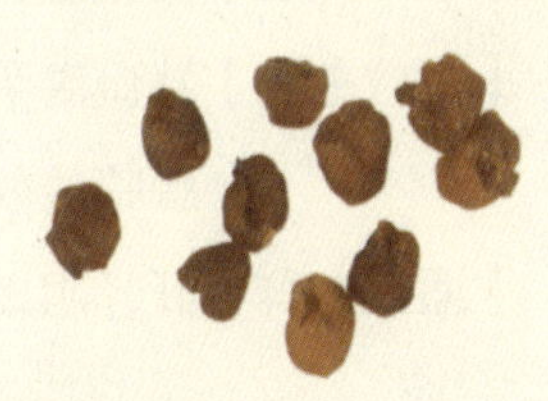

【别　　名】龙眼、桂圆、圆眼。

【性味归经】性温，味甘；归心、脾经。

【功效主治】补益心脾、养血安神、健脾止泻。用于气血不足、营养不良、神经衰弱、健忘、记忆力衰退。

【适宜人群】产后病后体虚者，慢性消耗性疾病患者，失眠、肾虚、便秘者。

【忌用人群】痰多火盛、舌苔厚腻、大便滑脱、感冒未愈、阴虚火旺、痰湿中阻者。

【配伍须知】与枸杞子、百合炖汤服用，能养心安神。

丹参 >>>>>>

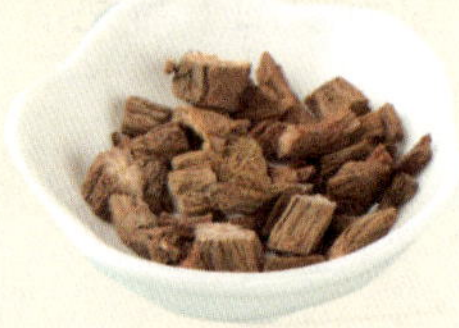

【别　　名】紫丹参、山红萝卜、活血根、靠山红、大红袍。

【性味归经】性微寒，味苦；归心、肝经。

【功效主治】活血祛瘀、通经止痛、清心除烦、凉血消痈。用于治疗心绞痛、月经不调、痛经、瘀血腹痛等症。

【适宜人群】月经不调、痛经者，高热神昏、烦躁失眠者。

【忌用人群】出血不停者慎用。

【配伍须知】不宜与藜芦同用。

熟地黄 >>>>>>

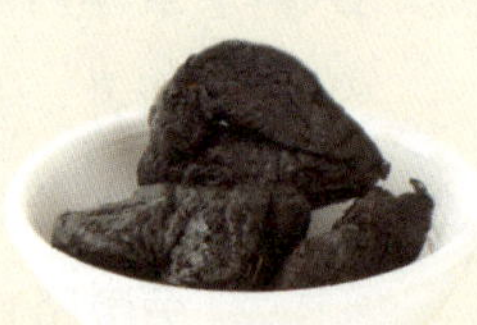

【别　　名】大熟地。

【性味归经】性微温，味甘；归肝、肾经。

【功效主治】补血滋阴、益精填髓。用于肝肾阴亏、遗精盗汗、月经不调、腰膝酸软。

【适宜人群】肝肾阴虚者。

【忌用人群】气滞痰多、湿盛中满、食少便溏者。

【配伍须知】与当归、白芍、川芎同用，可治疗血虚萎黄、眩晕、心悸失眠及月经不调等症。

何首乌 >>>>>>

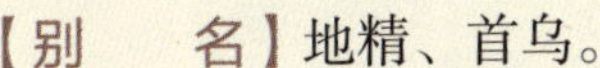

【别　　名】地精、首乌。

【性味归经】性微温，味苦、甘、涩；归肝、心、肾经。

【功效主治】制何首乌补肝肾、益精血、乌须发、强筋骨、化浊降脂；生何首乌解毒、消痈、截疟、润肠通便。

【适宜人群】血虚头晕、肾虚、头发早白、脱发、腰膝酸软、阴虚盗汗、烦热失眠者。

【忌用人群】大便溏泄、脾湿中阻、食积腹胀者，风寒感冒未愈者，高胆固醇患者。

【配伍须知】与防风、苦参、薄荷等同用，煎汤外洗，可治遍身疮肿痒痛。

白芍 >>>>>>

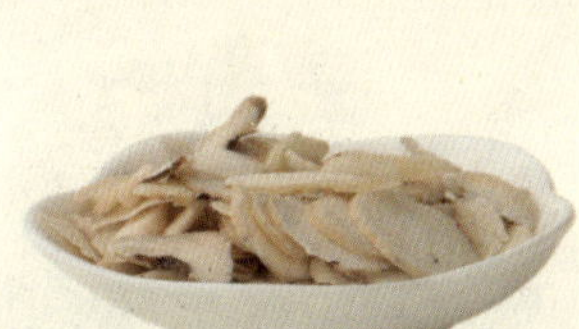

【别　　名】金芍药、离草根。

【性味归经】性微寒，味苦、酸；归肝、脾经。

【功效主治】养血调经、敛阴止汗、柔肝止痛、平抑肝阳。用于治疗胸腹疼痛、泻痢腹痛、自汗、盗汗、阴虚发热、月经不调。

【适宜人群】血虚、面色萎黄、眩晕心悸、月经不调、产后血瘀腹痛者，肝炎、抑郁症、胃痛、消化性溃疡患者。

【忌用人群】小儿麻疹、虚寒、腹痛、泄泻者。

【配伍须知】忌与藜芦同用。

益母草 >>>>>>

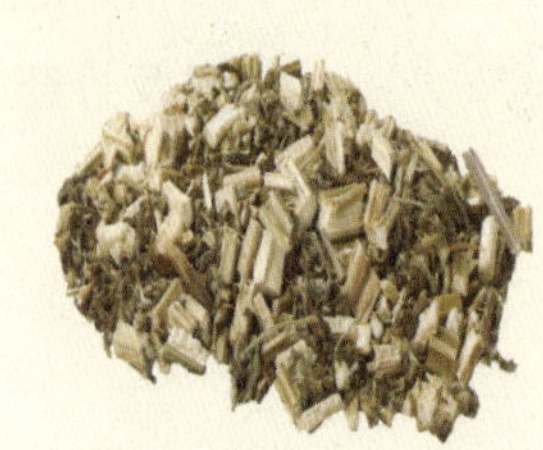

【别　　名】益母艾、红花艾、野天麻。

【性味归经】性微寒，味辛、苦；归心包、肝、膀胱经。

【功效主治】活血调经、利尿消肿、清热解毒。用于月经不调、难产、胞衣不下，水肿尿少，疮痈肿毒。

【适宜人群】月经不调、痛经患者。

【忌用人群】阴虚血少者，孕妇。

【配伍须知】与当归、川芎、乳香等同用，可治疗产后恶露不尽、瘀滞腹痛等症。

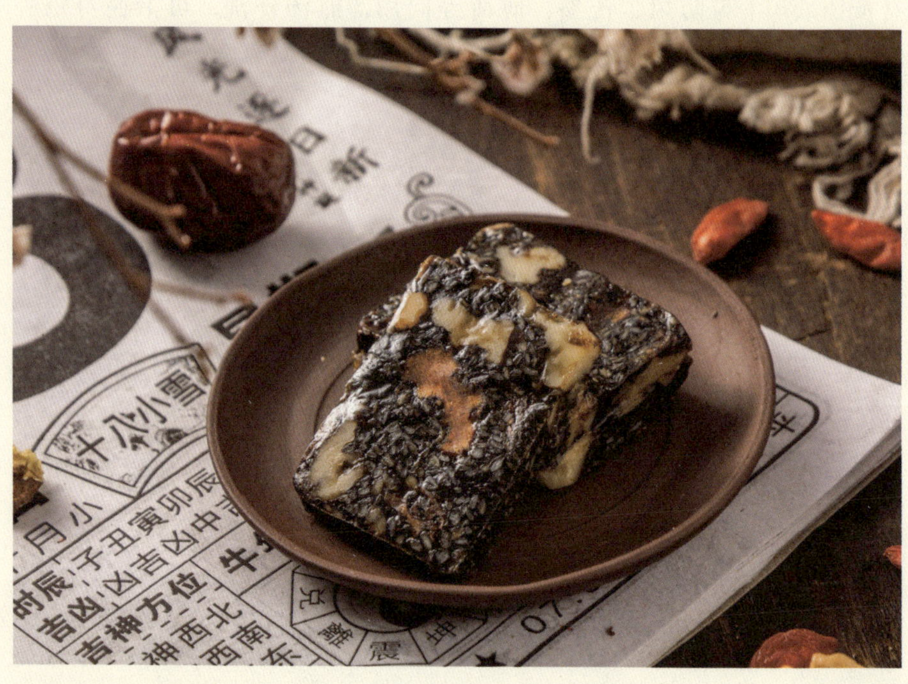

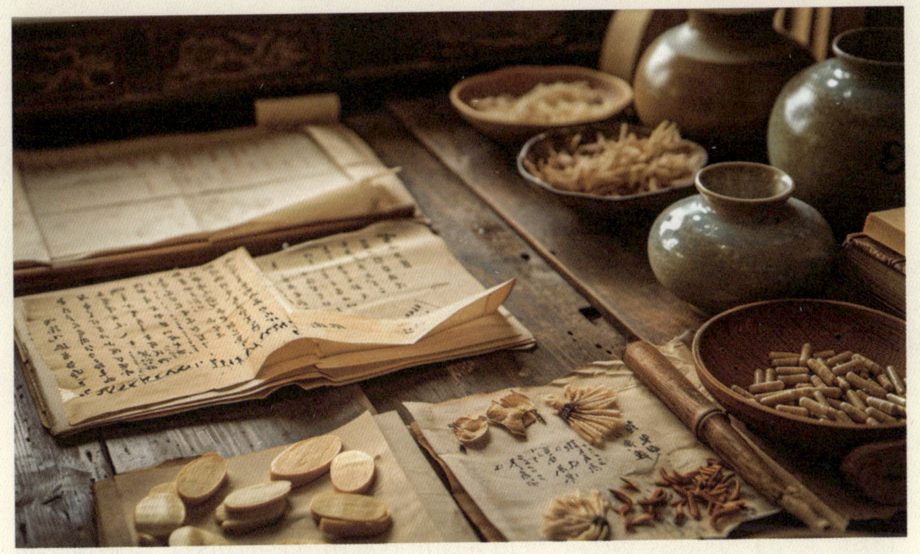

滋阴益精药类

滋阴益精的药物通常分四种，第一种是既能滋阴益阴，兼具养血效用的，如熟地黄、制何首乌、桑椹子等，这类药物多味甘，性平或微温，对于阴虚、血虚症状有很好的疗效。第二种是填精补髓、滋阴扶阳类的药物，如龟板、龟板胶、鳖甲、鳖甲胶、紫河车、鹿角胶等，这类药物多为味咸，性平或微温，对于阴阳两虚、久虚难复者，有很好的疗效。第三种是能养阴生津、清虚热的药物，如天门冬、麦冬、玄参、黄精、百合、旱莲草等，这类药物多属味甘，性凉或微寒之品，对于阴虚咯血、尿血等症适用。第四种是滋阴益精兼能敛汗固精，如山茱萸、五味子等，这类药物多味酸，性微温，适用于肾精亏虚、精关失固所致的遗精等症。

需要注意的是，滋阴益精类的药物多为滋补性质，如果长期大量服用，易导致脾胃负担过重，因此一方面需要注意用量，另一方面在用药过程中需要兼补脾胃。

鳖甲 >>>>>>

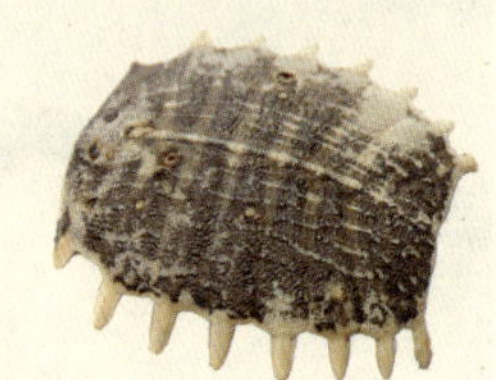

【别　　名】上甲、团鱼壳。

【性味归经】性寒，味甘、咸，归肝经和肾经。

【功效主治】滋阴清热、潜阳熄风、软坚散结。用于阴虚发热、劳热骨蒸、热病伤阴、虚风内动、小儿惊痫、久疟、癥瘕、经闭。

【适宜人群】阴虚体热、劳热骨蒸①、闭经等症状的人群。

【忌用人群】脾胃虚寒、食少便溏和孕妇禁用。

【配伍须知】与熟地、知母、黄柏等配伍有滋阴清热的功效；与熟地、知母等配伍使用有补肾强骨的功效。

山茱萸 >>>>>>

【别　　名】山萸肉、肉枣、鸡足、萸肉。

【性味归经】味酸，性微温，入肝、肾经。

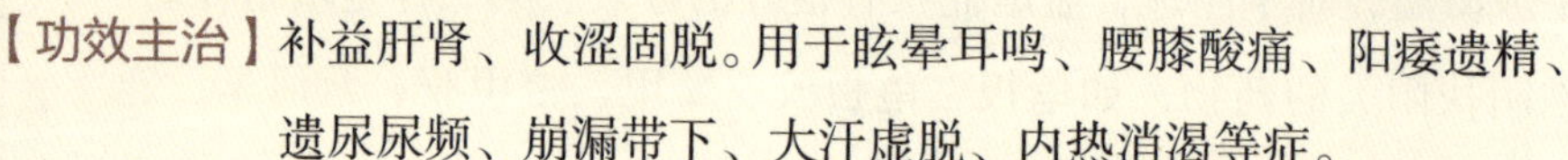

【功效主治】补益肝肾、收涩固脱。用于眩晕耳鸣、腰膝酸痛、阳痿遗精、遗尿尿频、崩漏带下、大汗虚脱、内热消渴等症。

【适宜人群】头晕目眩、阳痿遗精、频、大汗虚脱者，女性月经量过多者。

【忌用人群】强阳不痿、湿热体质、命门火炽、孕妇、易过敏等人群服用。

【配伍须知】可与牡蛎、白芍、补骨脂、熟地黄、当归等搭配。

桑椹子 >>>>>>

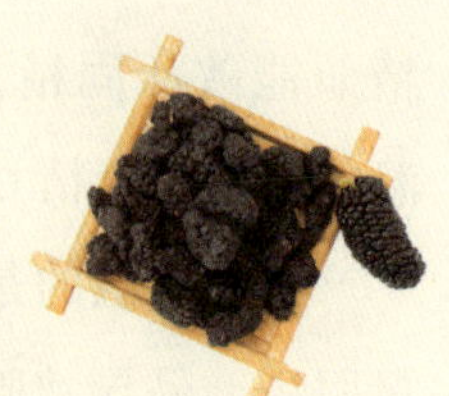

【别　　名】桑实、桑葚、乌椹、文武实、黑椹。

① 阴虚、血少不足等导致的手足心和前心胸部灼热，体温正常或略高症状。

【性味归经】味甘、酸，性寒，入心肝、肾经。

【功效主治】生津止渴、滋补肝肾。用于耳鸣目眩、口干舌燥、腰膝酸软等症状，并可改善肠燥便秘、高血压病、糖尿病等疾病。

【适宜人群】习惯性便秘、老年人血虚便秘、贫血、脱发、须发早白、失眠患者。

【忌用人群】孕妇、儿童、糖尿病患者等人群。

【配伍须知】可与枸杞子、山楂、玫瑰花等搭配。

黄精 >>>>>>

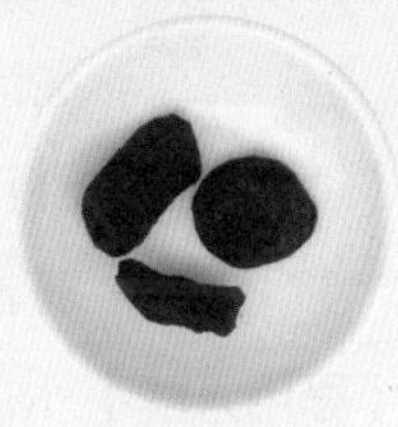

【别　　名】金氏黄精、玉竹黄精。

【性味归经】性平、味甘，归脾、肺、肾经。

【功效主治】补中益气、补益肾阴。可用于治疗脾胃虚弱、腹胀，及食欲不振、口干舌燥等胃阴不足引起的疾病。

【适宜人群】脾胃虚弱者,“三高”人群，免疫力低下者，经常熬夜的人群，阴虚患者，肺热咳嗽者。

【忌用人群】孕妇和哺乳期妇女、婴幼儿及脾气虚、脾虚湿盛或痰湿咳嗽的人群等。

【配伍须知】可以和桑椹、枸杞等相配伍。

百合 >>>>>>

【别　　名】摩罗、百合蒜。

【性味归经】性微寒，味甘；归肺、心经。

【功效主治】养阴润肺、清心安神。用于养阴清肺、润燥止咳、失眠、心悸、神志恍惚。

【适宜人群】心烦易怒者，血虚心悸、失眠多梦者，神经衰弱者，肺结核患者。

【忌用人群】风寒咳嗽、脾虚便溏者，痰湿中阻、食积腹胀者。

【配伍须知】与麦冬同用，可治虚热上扰。

6. 五味子 >>>>>>

【别　　名】玄及、会及、五梅子。

【性味归经】性温，味甘、酸；归肺、心、肾经。

【功效主治】收敛固涩、益气生津、补肾宁心。用于肾虚所致的久咳虚喘、久泻久痢。

【适宜人群】自汗盗汗、面色萎黄、食欲不振者，脾虚腹泻者，神经衰弱者。

【忌用人群】外有表邪、内有实热者，咳嗽初起、痧疹初发者。

【配伍须知】与与人参、麦冬配伍，泡茶饮用，可治热伤气阴引起的汗多口渴。

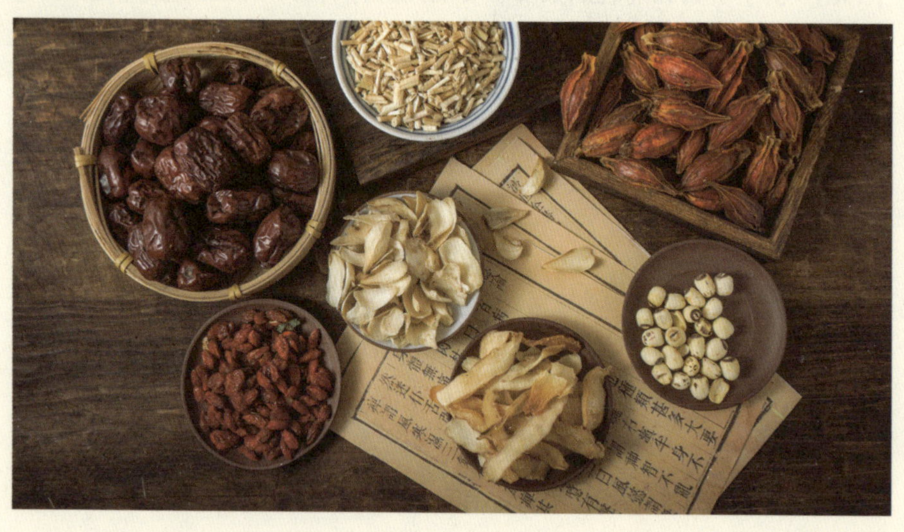